ちくま文庫

「ひきこもり」救出マニュアル
〈理論編〉

斎藤環

筑摩書房

はじめに

「ひきこもり」はわが子だけではない

一九八八年に『社会的ひきこもり』（PHP新書）を上梓《じょうし》して以来、三年半あまりが経過しました（二〇〇二年当時）。

出版直後からさまざまな反響をいただき、その多くはひきこもりの当事者や、そのご家族からのものでした。その反響の大きさ、あるいはその内容を知るにつけ、状況の深刻さが私の予想をはるかに超えたものであることに、何度も驚かされました。

しかし、さらに予想を超えた事態が、一九九九年末から二〇〇〇年にかけて、立て続けに起こったのです。

そう、京都で起こった小学生殺人事件、あるいは新潟県柏崎市の少女監禁事件の犯人逮捕、そしてとどめは、二〇〇〇年五月の連休中に起こった、佐賀県に住む少年の引き起こしたバスジャック事件でした。

いずれの事件も、容疑者がひきこもり状態にあったことが報道され、「ひきこもり」の言葉は一般の人にも広く知られるところとなりました。

その結果、ひきこもり問題は、一挙に現代の若者が抱える問題リストのトップに躍り出たのです。メディアは繰り返しひきこもり問題を取り上げ、識者は若者の自閉ぶり、無気力ぶりを嘆くことしきりでした。

しかし、もっとも不幸であったのは、ひきこもり＝犯罪者予備軍という図式が報道されてしまったことです。

この明らかな誤解は、これまで私を含む何人かの「専門家」がメディア上で繰り返し訂正し、現在までにほぼ解消されるに至っています。しかし一時的にせよ、こうした誤解で深く傷ついた当事者や家族の存在があったことを、私たちは忘れるべきではないでしょう。

一連の事件はこのように、たいへん不幸な形で「ひきこもり」問題を有名にしました。しかしその一方で、ひきこもりへの関心が高まったことによる好ましい影響もありました。

まず当事者やその家族にとっては「ひきこもっているのは自分（わが子）だけではない」という認識が生まれ、それが希望につながる場合もありました。「仲間が存在すること」は、それだけで人を勇気づけます。いまだ決定的な解決策が見あたらない問題だけに、こうした認識はきわめて重要なものでした。

『社会的ひきこもり』発刊以来三年半、支援態勢は整いつつある

もちろん、それ以外の面でも、ひきこもりを取り巻く環境は著しく変化しました。そのすべてをここに書き記す余裕はありませんが、主立った動きだけを簡単に振り返ってみます。

まず報道の姿勢ですが、もはや犯罪との関連性は言われなくなり、代わって「ひきこもり」そのものに関心が向けられるようになりました。そんななかで、非常に真摯《しんし》なドキュメンタリー番組なども作られ、世間にひきこもり青年の実像をリアルに印象づけました。

精神医療全体はまだまだ消極的ですが、なかには積極的にひきこもりに関心を示す医師、あるいは医学生の数が少しずつ増えてきているようです。なかでも決定的だったのは、二〇〇〇年に厚生労働省の研究班が結成され、ひきこもり相談の全国的な実態調査がなされると同時に、ひきこもり事例に対応するためのガイドラインが、各都道府県に配布されたことです。

このことは、ひきこもり問題が、精神保健行政において相談・対応が可能な対象として、公式に認知されたことを意味しています。現場への実質的な波及効果はまだ不十分なところもあるようですが、土台固めは少しずつ進んでいるという手応えがあります。

精神医学の専門誌は、そのほとんどがひきこもりの特集を一度は組み、精神医療関係

者への啓蒙も進みつつあります。ひきこもりに関する研究報告も、少しずつ増えてきました。精神科医やカウンセラーによるひきこもり関連本も、とても網羅《もうら》しきれないほどの点数が出版されつつあります。もちろん臨床心理や教育などの分野でも、ひきこもりへの関心は急速に高まってきています。

これに加え、出版業界で注目すべきは、ひきこもり経験者による手記が何冊か出版されたことでしょう。いずれも質が高いもので、当事者の気持ちを理解するうえでは、大きな助けになります。本当に、ひきこもりに関する情報量だけでも、わずか三年半前に比べてずいぶん増えたものだと思います。

しかし、なんといってもめざましいのは、民間の支援組織の動きでしょう。青少年健康センターやフレンドスペースといった、旧来からあった支援組織に加えて、新たにいくつかのＮＰＯ団体などが支援に乗り出してきました。

また、関東を中心に、たくさんの家族会と、ひきこもり当事者の自助グループが作られつつあります。なかには「全国ひきこもりＫＨＪ親の会」のように、全国規模の組織と、その組織力を背景に強力なロビー活動を進めつつある団体も存在します。いまや「ひきこもり」は、『タイム』や『ニューズウィーク』といった海外メディアでも、“Hikikomori”として報道され、日本の若者に特有な問題として注目を集めています。

それにしても、私が当初懸念《けねん》したように、この問題があたかも一過性のブームとして消費されなかったことは不幸中の幸いとも言うべきことでした。支援のアイディアも、多方面からぞくぞくと出されています。

たとえば二〇〇二年三月には、NPO法人「青少年自立援助センター」が中心となって、全国規模の就労支援システムの構想が発表されました。

これは広範囲な職親《しょくおや》（五七ページ参照）あっせんのネットワークともいうべきもので、就労を望みつつ、かなえられない若者の就労支援活動を組織的に展開しようという趣旨のネットワーク事業です。

このように、ひきこもりを支援する側でもさまざまな運動が継続中であり、今後いっそうの支援体制の強化が期待されるところです。

本書の読者対象は「ひきこもり」当事者、関係者

この三年半というもの、私もさまざまな学会、講演会、シンポジウム、当事者の集まりなどに顔を出してきました。それまで臨床の現場からほとんど出ずに仕事をしていた私にとって、こうした機会はずいぶん貴重な経験となりました。

それとともに、『社会的ひきこもり』の内容についても、認識が不十分だったところや言い足りなかったことなどがみえてきました。また、青少年健康センターで私が主宰《しゅさい》している家族会での質疑応答でも、本を読んだだけではわかりにくいことなどを尋ねられる機会が増えてきました。

もちろん基本的な精神は三年半前からさほど変わっていません。しかし、そうした細かな修正に加え、さらに徹底してマニュアル化した本を、そろそろ出さなければ、という思いが次第に強くなっていました。

幸い、毎月開催している家族会で配布する『茗荷谷通信《みょうがだに》』の紙上相談で、私はずっとQ&Aを担当しており、その原稿もそうとう溜《た》まってきました。このあたりで、自分の考えを整理する意味でも、書き溜めた原稿をもとに、新たに単行本を書き下ろすことにしました。

『社会的ひきこもり』はどちらかといえば、啓蒙書を意図《いと》したつくりになっていましたが、今回は読者対象を当事者、あるいは関係者に絞り込み、実用性を重視したものにしたい。そのためにも、とにかく読みやすさを心がけ、質問項目はできるだけ網羅的なものにして、他の質問項目との関連性を十分に持たせ、当事者、ご家族、あるいは支援する側の専門家にとっても有用なものを意図しました。

このさい私が一番気をつけたことは、可能な限り「専門家に相談してください」という表現を用いないようにしよう、ということでした（皆無ではありませんが）。この言葉は一種の逃げ口上《こうじょう》であって、私自身、もし「Q&A」なのにこの文句が頻出《ひんしゅつ》していたら、その著者を信用できなくなってしまうでしょう。

いまやひきこもり問題は、精神医学の専有物でないことがはっきりしつつあります。ある部分についての専門家はいるにしても、「ひきこもり」の綜合的な専門家は、まだいないと言ってよいと思います。

私自身、精神医学で対応可能なひきこもり事例について、いくばくかの経験を持つにすぎません。その意味では、「ひきこもり」支援は、あくまでもユーザー（当事者ないし関係者）主体でなされるべきだと思います。

問題の認識も解決の意志も持ちながら、そのために必要な情報がどこにもない。「ひきこもり」については、そういう状況が長く続きすぎました。その間に待ちくたびれて絶望し、解決をあきらめてしまった人たちもたくさんいたはずです。

しかし、もうそういう悲劇は繰り返したくありません。これからの専門家は、ユーザーに「かくあるべし」とお説教する存在ではなく、豊富で正確な情報に基づいて、ありうる選択肢を呈示《ていじ》し、ユーザーのチョイスを尊重する存在へと変わっていくことでしょう。私も（一抹《いちまつ》の寂しさはあるものの）そういう存在でありたいと思っています。

この本の情報で「ひきこもり」から抜け出せることを祈って……

私にとって、ひきこもりに関する執筆活動は、日頃の臨床活動と乖離《かいり》したものではありません。むしろ、これも治療行為のひとつ、というつもりで書いています。

ですからこの本も、当事者のよりよい自助努力を効率的にうながすものでありたい。そのためには、極端な話、この本の情報さえあれば、専門家抜きでもひきこもりから抜け出すことが可能になる、というくらいの実用性を持たせたいのです。もちろんそれは理想論ですが、少なくとも私は、そういう理想の方向を向いてこの本を書きました。「Q&A」というのは一般論であり、一般論について治療と同様の責任をとれないことは仕方ないものと考えます。しかし、だからといって、「適用はご自由に、ただし当方は責任を負いません」というのもどうかと思います。

本書を参考に対応をされて、まったく質問と同じような状況、問題であったにもかかわらず、本書どおりの対応でかえってこじれてしまった、という事態についても、可能な範囲で責任を負いたいと考えています。もし、そのようなことがあった場合、巻末に記載した青少年健康センターまでお手紙をいただきたいと思います。

なお、あらかじめお断りしておきますが、私は「すべてのひきこもりが問題である」もしくは「治療すべきである」と考えているわけではありません。

本書で主な対象とするのは、こじれて病理化、慢性化したひきこもり、精神科的な治療や支援が有効でありうるようなひきこもり事例です。

ただ、表現が煩雑《はんざつ》になることを避けるため、本書では状態、程度、あるいは治療可能か否かにかかわりなく「ひきこもり」という表記で統一しています。

このためとくに断りなく「ひきこもりの症状」、あるいは「ひきこもりの治療」といった表現が出てくることもあり、不愉快に感じられる方もおられるかもしれません。この点については、ひきこもりの治療的支援のためのマニュアルという本書の性質をふまえて、ご理解いただければ幸いです。

もちろん私には「ひきこもりの治療」を語ることしかできません。しかし必ずしも「ひきこもり＝病気」とは考えていないことを、繰り返し確認しておきます。

本書は「正しい価値観」ならぬ「正確な情報」を提供することを目指すものです。しかし「ひきこもり」については、いまだ十分な調査研究が存在しません。もちろん先行研究や調査データが存在する場合などは、可能な限りそちらを最優先しています。

しかし、症候論の一部と治療論のほとんどすべては、なんらかの医学的根拠に基づくものではなく、私個人の経験によるものであることをお断りしておきます。

これまで事例数だけはたくさん診《み》てきたつもりですが、個人の経験には限界がありま す。常に修正に向けて開かれた状態であるためにも、疑問、異論、反論などがありましたら、ご一報いただければ幸いです。

「ひきこもり」救出マニュアル〈理論編〉

目次

1 「ひきこもり」は一二〇万人

2 なぜひきこもるのか

5 治療者の選び方

6 「ひきこもり」の治療とは

「ひきこもり」救出マニュアル〈実践編〉目次

1 「ひきこもり」は一二〇万人

「ひきこもり」とはなにか

「ひきこもり（社会的ひきこもり）」とは、そもそもどのような状態を指す言葉なのでしょうか？　その定義を教えてください。

「ひきこもり」は病気ではありません。つまり、病名や診断名ではありません。「不登校」や「家庭内暴力」といった言葉と同様、ひとつの状態像を示す言葉です。

私は「社会的ひきこもり」を「①（自宅にひきこもって）社会参加をしない状態が六カ月以上持続しており、②精神障害がその第一の原因とは考えにくいもの。（ただし「社会参加」とは、就学・就労しているか、家族以外に親密な対人関係がある状態を指す）」と定義しています。

「自宅にひきこもって」となっているのは、かならずしも私のいう「社会的ひきこもり」の人たちが、みんな自宅に物理的にひきこもっているわけではないからです。

もちろん、そういう状態の人が多いのは事実ですが、なかには、一人でならコンビニやレンタルビデオ店、あるいは映画館やスポーツ観戦などにも行けるような、かなり活動的な「ひきこもり」事例も存在するからです。そういう人たちは、もちろん「病気」

ではありませんが、私は「社会的ひきこもり」状態にある、とみなすわけです。

重要なことなので何度も確認しますが、「ひきこもり」は病名ではありません。また、そこにはいかなる価値判断も含まれません。それゆえ、ある人の状態を「社会的ひきこもり」であるとみなしたとしても、そのこととその人の個人的評価は無関係であるというのが本書の立場です。

むしろ重要なのは、「社会参加をしていない」という点です。この場合の社会参加というのは、定義に書いたとおりですが、もっとも広い意味での社会参加です。つまり、「就学」「就労」「家族以外の親密な対人関係」のうち、いずれか一つでもあれば社会参加しているものとみなす、ということです。このように制限したのは、定義の拡散をできるだけ防ぐためでもあります。

最近この「ひきこもり」という言葉は乱用される傾向があり、たとえば「私は会社に行っているけれども、実は誰とも深いつきあいをしていないひきこもり人間です」というような言い方をする人もいます。しかし、私は、そういう使い方は本当は認めたくありません。別の本で「ひきこもり系」といった言い方はしていますが、それはまた別の話です。

臨床的に、そういう人たちをどうしても「診断」する必要があるのなら、まず「社会参加しているのだから『ひきこもり』ではない」という、単純な判断になります。あとは強《し》いていえば社交不安障害とか適応障害とか、そういった診断になるでしょうか。また、これとは逆に「私は学校にも会社にも行っていないけれども、毎日仲間とつるんで遊んでいます」という人もいます。こちらも、「ひきこもり」とは呼べません。「就労」「就学」だけを社会参加とすると、こういう人も下手《へた》をすると「ひきこもり」にされてしまいますが、それはいくらなんでも無理があるということはおわかりいただけるでしょう。

「六カ月以上」という期間を設定した理由は、アメリカ精神医学会の診断と統計のためのマニュアル「DSM―Ⅳ（精神疾患の分類と診断の手引き）」にならってそのようにしたということもありますが、もうひとつの理由は、家族の過剰対応を防ぐためです。「ひきこもり」状態は、休養のため、あるいは創造行為や鍛錬のために必要とされる場合があります。そのような「ひきこもり」まで問題視したり、無理に治療を受けさせてこじらせないためにも、せめて半年間は静観するという判断基準を設けたわけです。

これは別に一年でもいいのかもしれません。ただ、目安を一年にしてしまうと、今度は対応が遅れてしまうことが心配です。早すぎず、遅すぎない対応を講ずるために、私はそのように設定しました。

「精神障害が第一の原因ではない」ということですが、これは当然です。「ひきこもり」は一義的には病気ではありません。ただし、「統合失調症（精神分裂病）」とか、「うつ病」とか、いろいろな病気でひきこもり状態になることはあります。そういう病気が基礎にある場合は、そちらのほうで診断を下しましょう、ということです。**他の病気も視野に入れて**（一九一ページ）の章を参照ください。

この辺をしっかりしておかないと、すでに統合失調症などの診断名で治療を受けている人やその家族が、「実は『ひきこもり』を誤診されていたのではないか」などと考えて、勝手に治療を中断したり、服薬をやめてしまったりする場合がありえます。

診断がひっくり返ることは、絶対にないとは言えませんが、それほど多いことでもありません。なによりも、診断について素人《しろうと》判断は危険です。疑問がある場合は、かならず専門家の「セカンド・オピニオン」（**通院しても症状が好転しないとき**、一六二ページの項目参照）を求めるべきでしょう。

それともう一点、注意していただきたいのは、「ひきこもり」はたしかに病名ではありませんが、病的なひきこもりは存在する、ということです。「ひきこもり」状態が長期化して、さまざまな精神症状が出てきた場合などが、これに該当します。このような事例については、他の精神疾患と同様、治療的な支援が役に立つでしょう。

さて、本書での定義は、どのくらい適切なものなのでしょうか。厚生労働省の「地域精神保健活動における介入のあり方に関する研究班」（二〇〇〇年度設置）による調査研究でも、「①六カ月以上自宅にひきこもって社会参加しない状態が持続しており、②分裂病などの精神病ではないと考えられるもの。ただし、社会参加しない状態とは、学校や仕事に行かないまたは就《つ》いていないことを表す」と定義されており、社会参加の解釈を除いては、私の定義に近いものが用いられています。

まだ確立された概念ではありませんが、現時点では一応このようなあたりで漠然と合意がなされていると考えてよいでしょう。

「ひきこもり」とはどんな状態をいうのか

定義はわかりましたが、どんな状態をいうのかもう少し詳しく教えてください。

不登校などからはじまって、成人してからも学校や仕事に就くことなく、また家族以外の人間関係を持つことも避けて過ごしている人たちです。

彼らは、普段はほとんど外出しないまま何年にもわたって自分の部屋に閉じこもりつづけ、昼夜が逆転した、不規則な生活を送っていることが多いようです。また長期化にともなって、さまざまな精神症状が出てくることがあります。

詳しくは後で説明しますが、対人恐怖症状、およびその発展形としての自己臭、視線恐怖、醜形恐怖など、あるいは近隣住民などに対する被害念慮《ねんりょ》、手洗い・確認などの強迫行為、心気症状、不眠、家庭内暴力、抑うつ気分、希死《きし》念慮《ねんりょ》、自殺企図《きと》などがしばしばみられます。

もちろん、精神医学的にはまったく問題ないケースもありますから、一口に「ひきこもり」といっても、かなり幅のある概念といえるでしょう。

「ひきこもり」に正式な呼び名はあるか

「ひきこもり」とか「閉じこもり」とか、あるいは「ヒッキー」などという言葉を聞いたことがあります。正式な呼び名はあるのでしょうか?

私自身は、アメリカ精神医学会による「ＤＳＭ―Ⅳ」から「社会的ひきこもり（social withdrawal）」という言葉を引用して使っています。病名ではない以上、「なんとか症候群」などといった言葉を考え出すのは無意味ですし、一般性もありません。個人的には、呼び方にそれほどこだわる必要はないように思います。

ちなみに「ひきこもり」という言葉自体は、一九九一年、旧厚生省の「ひきこもり・不登校児童福祉対策モデル事業」でも使用されていました。余談ですが、この事業は児童福祉法に基づいていたので、対象年齢が一八歳までという制限があり、むしろ一八歳以上の事例こそが問題となる「ひきこもり」に対しては、ほとんど何の効果もありませんでした。

あるいは「引きこもり」か「ひきこもり」か、といった区別もあるようですが、私は単なる慣れから「ひきこもり」をよく使います。ただ、講演会の速記録がすべて「引きこもり」になっていたりする場合は、いちいち直したりしません。

呼称の統一が望ましいのは、関連記事のデータベース検索が楽になるとか、その程度の理由しかないように思います。まして呼称問題で対立とか、そんな愚かしい事態にだけは巻き込まれまい、と秘かに考えています。

「ひきこもり」のデータ

いま日本に「ひきこもり」は何人くらいいるのでしょうか?

私は以前から、ひきこもり事例の総数は全国で一〇〇万人以上であると指摘してきました。ただしその主張は臨床的実感に基づくもので、統計的根拠はありませんでした。

全国的な調査としては、厚生労働省の研究班が二〇〇〇年から三年をかけて全国的な実態調査を継続中であり、二〇〇一年五月に、保健所を中心に行われた全国調査の結果が発表されています(二〇〇一年五月九日付『朝日新聞』朝刊)。

アンケート調査の結果、全国の保健所や精神保健福祉センターなどの施設相談窓口に、一九九九年一二月からの一年間で、精神病ではないひきこもりと考えられる事例の相談が六一五一件ありました。

事例のうち、二一歳以上の相談例は五七・八%あり、五年以上ひきこもっている事例が二三・三%と、深刻な実態があきらかとなりました。ただし、保健所に相談するケースは、ひきこもり事例全体から見て必ずしも多数派ではありません。

二〇〇一年四月、教育評論家の尾木直樹氏の主宰する研究所「虹」が発表した調査研究の結果は、現在のところほぼ唯一の統計資料といえるでしょう。

これによると、主に尾木氏の講演会参加者を中心とした一般市民二九三四人を対象に行ったアンケート調査の結果、「ひきこもり」という言葉を知っている者は全体の九四・九%、また、身近にひきこもりの若者を知っている人は全体の実に二九・二%、うち家族にひきこもり事例を抱えているのは全体の約三%にも及んでいました。

尾木氏はこの結果から、ひきこもり人口を八〇万人から一二〇万人と推定していますが、これは私の臨床的実態とほぼ一致する結果です。

「ひきこもり」は急増しているか

一〇〇万人前後と聞いて驚きました。ひきこもり人口は、急速に増えつつあると考えてよいのでしょうか。今後減ることはないのでしょうか?

ひきこもり人口は、なぜこれほど増えたのでしょうか。私はその理由を、ひきこもり状態からの自然な離脱が起こりにくいためと考えています。つまり一九七〇年代にひきこもった人のかなりの部分は、いまだにひきこもっている可能性が高いのです。

ひきこもり人口の増加を予見させるデータとして、不登校の増加が挙げられます。**不登校と「ひきこもり」の関係**（九〇ページ）の項目でもふれますが、ひきこもりと不登校の関連性はけっして低くありません。

不登校事例の二割前後が、長期のひきこもりへと移行することを示唆《しさ》するデータもあります。このように、不登校の増加は、ひきこもりの増加に結びつく可能性があるのです。

二〇〇〇年度の学校基本調査の結果によれば、不登校人口は前年よりも多い一三万四〇〇〇人となっています。うち中学生が一〇万八〇〇〇人で、これは中学生の三八人に一人が不登校であることを意味しています。いまや不登校は、いささかの誇張もなしに「クラスに一人」の時代なのです。

不登校人口は、一九七五年以来一貫して増加傾向にあり、少子化傾向にもかかわらず、近年ますます増えつつあります。さきほど述べたように、もしその二割前後がひきこもっていくとすれば、ひきこもり事例数もまた増加の一途を辿《たど》るであろうことは容易に予想できます。

ちょうど今、私が診ているひきこもりの最高齢が四〇歳代後半です。若い方は一〇代からいますけれども、もはや三〇代は全然珍しくありませんし、四〇代もちらふら増えつつあります。これはやはり、大変深刻な状況が進みつつあると言わざるを得ません。このままでは近い将来、「ひきこもりの高齢化」が問題となることは確実でしょう。これは要するに、社会参加を一度もしないまま、六〇代を迎えてしまう人が増加しはじめるということです。そういう人の面倒を誰が見るかといったら、もうその時には八〇代、九〇代になった親が面倒を見るしかありません。

ただその一方で、「ひきこもり」人口はある時点から減少しはじめる可能性もあります。というのも、もう一〇年もすれば、私たちの世代の子どもが思春期を迎え、あるいは成人しはじめます。私たちの世代は良くも悪くも自己中心的で、子どもがひきこもる前に家から追い出してしまう可能性が高いのです。

もちろん、暴力に耐えながらサーヴィスを続けるほど、辛抱強くもありません。児童虐待の急増という事実からみても、そのことは予測可能です。それはそれで別の問題につながるのかもしれませんが、少なくともそういう状況下では、「ひきこもり」は減少を余儀なくされることでしょう。

「ひきこもり」はなぜ男性に多いのか

「ひきこもり」の問題には男女差があるのでしょうか？

私のみたところ、あきらかに男性に多いと思います。ある程度数を集めた統計をとると、だいたい七〜八割は男性という結果になりがちだからです。私自身の調査でも、八割が男性という結果でした。

これには、いろいろな理由が考えられます。もちろん、生物学的な違いということもあるでしょう。しかし、私が重視するのは、むしろ社会文化的な要因です。日本という、いまだ男尊女卑の価値観を払拭《ふっしょく》しきれていない社会においては、一般に男性のほうに、学歴や就労への期待といった形で、社会参加のプレッシャーがかかりやすいといえます。

では女性にはプレッシャーはないのでしょうか。もちろんそんなことはありません。女性に対しては、いまだに「専業主婦として家庭に入る」というゴールが、暗黙のうちに強要されています。それは女性が望んだことだ、という反論は無意味です。そうなることが女性の幸福であるという共同幻想は、あきらかに制度的に植え付けられたものであるからです。

しかし、それなら「家庭に入る」プレッシャーが高い女性のほうが、より多くひきこもるのではないか? そういう疑問もあるでしょうが、そうではありません。就労や進学のプレッシャーが高いからこそ、男性は社会参加に失敗することへの恐怖や挫折感が高まるのです。

いっぽう、そういう方向へのプレッシャーが比較的弱い女性は、男性ほど社会参加の形式にこだわらないのではないでしょうか。加えて女性の場合は、いわゆる「家事手伝い」といった形で、かならずしも社会参加をせずに、自宅での生活を続けることが世間からも容認されています。

専業主婦のなかには、ほとんどひきこもり同然の生活を送っている人も多いのですが、それも問題視されることは少ない。要するに、「社会参加せずにひきこもる」ことの意味が、男女でかなり異なってくるのです。

こうした違いは「浪人」を例にとると、いっそうよくわかるでしょう。一浪、二浪くらいであれば、最近は女性でも珍しくないそうですが、「多浪」、すなわち五浪、六浪といった長期間の浪人生活を送るのは、今でもほとんど男性ばかりだそうです。

男性は自分の目標、つまり「この大学に入らねばならぬ」という目標をいったん立てると、それにしがみついて手放せなくなってしまいがちです。また、周囲もそれを期待し、励まそうとする。かくして、浪人すればするほど「これだけ時間をかけたのだから、もっといい大学に入らねば」という思い込みが加わり、ますます合格が遠ざかっていきます。志望校の偏差値と実力との間で、どんどん差が開いてしまって、多浪が多浪を呼ぶ循環に陥ってしまうのです。

この構図は、ひきこもりの場合にも該当するでしょう。長時間ひきこもってしまった人ほど、「一発逆転」を狙《ねら》う傾向が出てきやすい。つまり、長引けば長引くほど、みずからハードルを高くしてしまい、社会参加が難しくなるのです。

浪人の話に戻すと、女性の場合は、そもそも周囲が「多浪」を許しません。受験に失敗すると、すぐさま方針転換へのプレッシャーがかかるでしょう。高い学歴よりは、あまり紆余曲折《うよきょくせつ》のない「きれいな経歴」のほうが、将来の結婚には望ましいからです。浪人のような回り道をするくらいなら、大学をあきらめて専門学校に進路変更するなり、実家で稽古《けいこ》事でもしながら家事手伝いをするほうが望ましいということになります。

どうも女性には、スムーズで傷のない社会参加か、さもなくば「箱入り娘」としてひきこもるか、という二者択一しか許されていないような気がします。これはやはり最終的なゴールが、結婚して専業主婦になること、すなわち「家庭を守る」という名目でひきこもることが期待されているからではないでしょうか。

フェミニズムの議論には、ここでは立ち入りません。ただはっきり言えることは、女性にとって「社会参加」は、いまだ自明の前提ではなく、「してもかまわない」あるいは「することが許されている」という程度のものだ、という事実です。

その意味で、依然としてこの社会に存在する男尊女卑の構図（社会参加に際しては、女性よりも男性のほうが機会と選択肢に恵まれている状況）が、ひきこもり問題の性差として反映されていることだけは確かだと思います。

「ひきこもり」はいつからあったか

「ひきこもり」はいつ頃から存在していたのでしょうか？

ひきこもり事例については、戦前の小説などにもそれに近いケースのエピソードをみることができますし、少ないながらも、かなり昔から存在していたことはまず間違いないでしょう。事例数としてこれほどの増加に至っていることが現在の問題なのだと思います。

ただし、こうした若者は、最近になって急増したわけではありません。いくつかの証言に基づき、一九七〇年代後半くらいから、徐々に増加して今日に至ったと推定することができます。

また私自身も、医師になりたてだった一九八〇年代中期の時点で、この種の事例をごくありふれたものとして診療にかかわっていた経験があります。まだ「ひきこもり」の言葉がなかった当時、それは暫定的《ざんていてき》に「無気力症」「アパシー」などと称されていましたが、本質は同じものです。

「ひきこもり」の原因は社会構造の悪さにあるのか

今日の日本は、若者の未来にしっかりとレールが敷かれすぎているように思います。これが「ひきこもり」を生み出しているのではないでしょうか?

「一つのレールが敷かれた社会構造」という議論について、私は「社会はそんなに画一的なものだろうか」という疑問を持ちます。直接働きかけてゆけば、どんな社会にも意外に多様性があることを発見できるのではないでしょうか。

むしろそうした、画一的で紋切り型なイメージにとりこまれる家族、個人の問題についても考えておく必要があるでしょう。私の考えでは、ひきこもり問題の原因は、社会だけではなく、個人、そして家庭の問題でもあります。どれか一つだけに起因するとは、とても思えません。

ただし、社会的な原因についても、けっして否定することはできません。それを考えないことには、ひきこもりがこれほど増えている現実が説明できないからです。

日本が豊かな成熟社会であることは、ひきこもり増加の必要条件ではあるが、それだけでは十分ではないと思います。このあたりの国際比較については、コラム**「ひきこもりの国際比較」**（五八ページ）をご参照ください。

「ひきこもり」が日本に特異的な現象であるというよりは、むしろその起こり方、問題のされ方に日本の特異性があるのかもしれません。たとえば「世間」の存在があります。「世間」がひきこもりに対して差別的であり、子どもをひきこもらせるなんて親は何をしているのか、親の顔が見たい、というまなざしがあるわけです。いきおい家族は、問題を家庭内に抱え込んで誰にも相談できないという状態に陥りやすくなる。

しかしこうした、「ひきこもり」を疎外《そがい》しようとする姿勢そのものが、私たち自身の抱える問題なのかもしれません。その存在を正確に認識し、ひとまずは受け入れること。そうした社会の側の寛容性こそが、もっとも望ましい「ひきこもり」対策になりうると、私は考えています。

「ひきこもり」は「ぜいたく病」か

「ひきこもり」の存在は、つまるところ豊かな日本社会が生み出した、一種のぜいたく病ではないでしょうか？

たしかに、多くの発展途上国においては「ひきこもり」は存在しないといわれています。その理由はおわかりのとおり、ひきこもってしまったら生存すら危《あや》うくなるからでしょう。

ですから結論から言えば、私も「ひきこもり」が、衣食足りた成熟社会でなければありえない「ぜいたく病」の側面があることを否定しません。ただしそれを言うなら、不登校や摂食《せっしょく》障害なども立派な「ぜいたく病」ということになります。

そもそも「ぜいたく病」といった、価値判断を含んだ指摘は、精神障害一般について旧来からある偏見を反復しているにすぎません。それは正しかったとしても、現実に対してはまったく無力です。それを指摘したところで、当事者が自覚したり、救われたりするわけではありません。

そう考えたい人の存在まで否定することはできませんが、それが臨床的な態度ではないことは言うまでもないことでしょう。

「ひきこもり」と犯罪の関係

ひきこもり青年の犯罪が続発したことは記憶に新しいところです。「ひきこもり」は、危険な〝犯罪者予備軍〟なのでしょうか？

二〇〇〇年一月に発覚した新潟県柏崎市の少女監禁事件、あるいは同年五月、佐賀県にはじまった西鉄バスジャック事件などにおいて、容疑者が「ひきこもり」状態にあったと報道され、これとともに「ひきこもり」の名前が一挙に広く知られるようになったのは事実です。

この後の一時期、ひきこもり青年たちは、あたかも犯罪者予備軍であるかのごとく扱われていました。そうした報道は、多くの当事者を苦しめ、また多くの親たちがひきこもるわが子へ謂《いわ》れのない不信感を向ける結果をもたらしたのです。

私は精神医学を志《こころざ》した一六年前から、一貫してこの問題にかかわりつづけてきました。

この間、ある程度治療的にかかわり得た事例は約三〇〇例以上、単発の相談だけのものを含めると一〇〇〇例以上の経験があります。

しかし、私がこれまでに出会った「ひきこもり」青年たちのなかで、深刻な犯罪に至った事例は一例もありませんでした。この事実からも「ひきこもり」と犯罪との結びつきが、いかに例外的なものであるかがよくわかっていただけると思います。

もちろん冒頭でふれた事件が「ひきこもり」と無関係であると言いたいわけではありません。少女監禁もバスジャックも、「ひきこもり」状態がなければ起こり得なかった。そうした意味では、一連の事件と「ひきこもり」問題には関連性があるといえるでしょう。

しかし、それらの事件があくまでも例外的なものであったことは、繰り返し強調しておきたいと思います。

「ひきこもり」はカルトにはまりやすいか

ひきこもり青年たちは、カルトなどにはまりやすいのではないでしょうか？

これは、「ひきこもり＝犯罪者予備軍」といった発想と同様、凡庸《ぼんよう》な連想ゲームにすぎない発想でしょう。

実際には、彼らはおよそカルト志向ではありません。もちろん例外もありますが、少なくとも「ひきこもり」の経過中にカルトにはまってしまった事例を、私は診《み》たことはありません。むしろカルト的なものを徹底して嫌悪《けんお》する傾向が強いように思います。

ひきこもり青年たちは、良くも悪くも「自分が一番」というところがあります。わかりやすく言えば「この俺が一番えらいのに、なんでカルトの教祖ごときに従わなければならないのだ」ということです（当事者の一人が本当に言った言葉です）。ちょっと傲慢《ごうまん》にひびくかもしれませんが、私はここに、彼らの健全さをみる思いがします。

もちろん、こうした発言を、不遜《ふそん》きわまりないナルシシズムと受け取る人もいることでしょう。しかし一方で、こういう考え方は、自分というものの独立性や自律性を、他人などにはけっして明け渡すまい、という健全な決意表明と考えることができるのではないでしょうか。

カルトにあっさりはまる人には「悩んだり葛藤《かっとう》したりするくらいなら、何も考えずに他人に帰依《きえ》しよう」という「弱さ」があるように思います。

こうした弱さとは、彼らは徹底的に無縁です。彼らの多くは少なくとも、自分の問題を自分で考え抜こうとしているからです。

「ひきこもり」はオタクになりやすいか

ひきこもり青年はオタクやロリコンになりやすいのではないでしょうか。インターネットの普及で、そうした傾向は助長されているのではありませんか？

私は、なかば冗談ですが、「ひきこもり総オタク化計画」を構想中です。アニメや漫画について発言したり執筆したりしているのも、その計画の一環です。

たしかに、ひきこもり青年のなかには、オタク的な嗜好《しこう》を持つ人もいます。しかし、その数はけっして多くありません。「ひきこもり＝オタク」という発想は、「ひきこもり

＝ロリコン」、「ひきこもり＝インターネット中毒」といった発想と同じく、素朴(そぼく)な連想ゲームの産物であって、事実ではありません。

オタク研究者として言うなら、多くのオタクは、非常に活動的で社交的な側面を持っています。インターネットを駆使《くし》しつつ、彼らは交流し、物語を創造し、同人誌を作り、「コスプレ（仮装）」を楽しみ、パーティで盛り上がります。

その「交流」は、たしかに趣味の一致するオタク仲間同士の狭い交流かもしれません。しかし通常の「ひきこもり」よりは、はるかに出会いのチャンスに恵まれているのです。だからこそ、私はひきこもりに苦しむよりは、オタクになって楽しんでほしいと考えているわけです。

しかし、ひきこもり青年たちは、けっしてアニメやアイドルが嫌いではないにもかかわらず、オタクになろうとはしません。彼らはオタクへの偏見を脱しきれないのです。「オタク」が放送コードに抵触する差別用語であることをご存じでしょうか。そう、オタクはいまだに被差別集団であり、ひきこもり青年たちの「良識」が、みずからオタクたることを許さないのです。

また彼らは、インターネットに対しても消極的です。その理由については、**インターネットは必需品**（『「ひきこもり」救出マニュアル〈実践編〉』）の章を参照してください。

ここでは詳細にふれませんが、オタクにロリコン趣味があるとしても、しょせんはヴアーチャルなものにすぎません。

たしかに少女が凌辱《りょうじょく》されるような漫画やゲームを集めたりする者は少なからず存在しますが、彼らの日常的な性生活は、ごくまっとうなもののようです。

つまり彼らは「性」について、「虚構と現実」の区別をきっちりとつけているのです。

その証拠に、オタクによる性犯罪の報道は、一九八九年の「宮崎勤」以降、ほとんどありません。

良いひきこもりはあるのか

「ひきこもり」はけっして悪い面ばかりではない。ポジティブな面もあって、それは一人で努力したり創造したりする力があるということなのではないでしようか？

まったく同感です。私はすべての「ひきこもり」に問題があるとも、それが悪いことであるとも考えていません。むしろ、ひきこもれることは一つの能力ですらあると思います。そう、「ひきこもり能力」というものがあるわけです。

後にふれますが、ある種の鍛錬や創造行為には、一時的にせよ、ひきこもることが欠かせないのではないでしょうか。ひきこもることで立派な仕事を残した学者や芸術家の例はたくさんあります。

また、一般にひきこもり青年たちは、平均的な若者よりも社会的関心がずっと高く（それは、たとえば投票率の高さなどにあらわれます）、活字に親しむ傾向も強いと思います。私が「元気な若者」よりも、ひきこもり青年たちにより共感しやすいのは、そういう傾向を共有しているからかもしれません。

むしろ私が懸念《けねん》するのは、一人でいることができない、ひきこもり能力のない若者が増加傾向にあることです。彼らは気の合った仲間たちと街中でたむろしたり、四六時中携帯電話でおしゃべりしたりして、一見元気そうにみえるのですが、むしろ仲間と離れて一人で過ごすことが苦手のようです。詳しくは拙著『心理学化する社会』（河出文庫）のインタビューなどをご参照ください。

彼らの話を聞きながら、その高いコミュニケーション能力に驚かされつつも、社会的関心の低さや創造性の相対的な乏しさは、ちょっと気になりました。やはり「ひきこもり能力」は大切なのです。大事なことは、それを能力として適切に用いることではないでしょうか。**「ひきこもり」は病気か**（七八ページ）の項で述べるとおり、いかに非常口を確保してひきこもるかが大切になってくるでしょう。

「ひきこもり」の認知は患者を増やすだけか

「ひきこもり」を、これほど声高《こわだか》に指摘する必要があるのでしょうか？　むしろマスコミが「問題視すること」で、患者が増加している可能性はないでしょうか？

その可能性は常にあります。古くは精神分析の起源ともなった「ヒステリー」の問題、また近年では「境界性パーソナリティ障害」「解離性同一性障害（いわゆる多重人格）」「アダルト・チルドレン」などの問題には、常にこうした可能性がつきまとってきました。

科学哲学者イアン・ハッキングは、ある病名や分類が「発見」されることによって、その事例数が増加してしまうという皮肉な現象を、「ルーピング効果」と呼んでいます。「社会的ひきこもり」の増加についても、こうしたメディアによる影響は無視できないでしょう。なかなか実証困難な疑問だけに、メディアで発言する機会のある精神科医や心理学者は、つねにこうした可能性についての感受性を維持しておく必要があると思います。

ただ、一つだけ述べておきたい事実があります。それは、他の項目でもふれたことですが、この問題の増加は、少なくとも当初はマスコミ主導型ではなかった、という事実です。「ひきこもり」の存在は、何度かメディア上に登場する機会がありながら、ほとんど注目されないまま潜在的に増加しつづけ、二〇〇〇年の初頭に一挙に認識されたという経緯《けいい》を辿《たど》ってきました。それゆえ、報道よりもその増加が先行していたと考えることができるでしょう。

また、ほかの問題とは異なり、これが「輸入概念」ではなかった、という点も重要です。どういうことでしょうか。さきほど列挙した病名は、「ヒステリー」以外はすべてアメリカでまず「流行」し、次いで日本にその概念が「輸入」されて、日本でも「流行」する、という共通の経緯を辿っています。

しかし、この「ひきこもり」だけは、海外に先行研究が存在しませんでした。つまり、輸入しようにも事例の報告が日本にしかなかったのです。「社会恐怖」「回避性人格障害」「スチューデント・アパシー」といった、類似の概念はあったのですが、いずれも「ひきこもり」とは微妙に異なる概念で、それほど治療上の参考にはなりませんでした。

さらに言えば、私も含め、「ひきこもり」について発言をしている多くの方々は、いずれも事態に巻き込まれる形で「専門家」の位置に立たされてしまったという経緯があります。つまり、まず「ひきこもりの研究をしよう」と志してから、専門家になったわけではない、ということです。

私自身も当初は統合失調症や境界性人格障害の精神病理に関心を持っており、そちらの研究を進めていました。しかし、臨床場面での必要性に引きずられるようにして、この問題について博士論文を書き、ついで出版社からの求めに応じて単行本を書き、という経緯から、いつの間にか「ひきこもり」に深く関与することになってしまいました。「タメ塾（NPO法人・青少年自立援助センター、東京都福生《ふっさ》市）」主宰の工藤定次氏も、当初は私塾の経営からはじまって、一九七〇年代後半に「ひきこもり」のケースにはじめて出会い、そこから氏の独自の方法論で、この問題にかかわるようになったといいます。

また、教育評論家の尾木直樹氏は、学級崩壊などについての鋭い発言で知られる教育評論家ですが、講演会であまりにも「ひきこもり」についての質問が多いことから、自ら主宰する研究所で二年間にわたりアンケート調査を実施するに至っています。

以上の経緯から考えても、現時点での「ひきこもり」が、メディア先行型の一過性の現象にすぎないと考えることは難しいと思います。

もし一過性の流行であるなら、私も本当に気が楽なので、そうであってくれと願いたい。しかし、そうではない歴史を目の当《ま》たりにしてきた立場としては、やはり楽観論だけを語るわけにはいきません。メディアが注目しようが無視しようが、この問題の基本は今後しばらくは変わらないという、ちょっと悲観的な見通しを語らざるを得ないのです。

「ひきこもり」の社会的認知は今後進むか

「ひきこもり」であるだけで、自分の存在を消してしまいたくなってしまいます。もっと社会的な認知があったらと思うのですが、状況は良いほうに向かいつつあるのでしょうか？

「ひきこもり」の原因は社会構造の悪さにあるのか（三九ページ）の項目でも書きましたが、「ひきこもり」は、それが正しく認識され、その認識が広く共有されるだけで、社会的に有効な対策になりうるだろうと思います。

これまで「ひきこもり」の当事者は、とにかく自分の位置付けがわからないことが問題となりがちでした。本人も家族も「こんな状態にとどまっている人間は自分（うちの子）だけだ」という思いに打ちのめされていたからです。そういう人々が言葉やイメージを共有しあうことで、問題がおのずと解消してしまう可能性があるのです。

また、社会的偏見《へんけん》が緩和《かんわ》され、社会全体が「ひきこもり」に対して寛容《かんよう》になることも、ひきこもりの長期化を防ぐことになるでしょう。なぜなら、そうなることで長期化の最大の要因であるひきこもりの悪循環が起こりにくくなるからです。この悪循環について、詳しくはコラム**ひきこもりシステム**（八三ページ）をご参照ください。

二〇〇〇年初頭の一連の犯罪報道は、たしかに誤解も生みましたが、「ひきこもり」の存在が広く知られるうえでは、大きなチャンスともなりました。

この問題に限ったことではありませんが、大きな危機は、大きなチャンスでもあります。誤解は徐々に修正され、厚生労働省の研究版もガイドライン配布によって全国規模の対策を進めつつあり、その後の二年間で、「ひきこもり」についての認識は大きく前進したと考えてよいと思います。

ただし、精神保健福祉センターや保健所における認識は、自治体ごとにまだまだばらつきが大きいのも事実です。「ひきこもり」にきわめて熱心に取り組んできた自治体も存在する一方で、まったく無関心な自治体も少なくありません。

この格差は、各地で講演会などを通じて見聞した感想として言うなら、地域ごとのニーズの差を反映しているわけではないようです。むしろ、たまたまこの問題に熱心な職員がいるか否かという、きわめて恣意的《しいてき》な違いでしかないように思われ、残念なことです。

精神医学の領域においても、長らくこの問題に対して消極的であるように思われた日本精神神経学会が、学会誌に近藤直司氏（精神科医・山梨県精神保健福祉センター所長）のひきこもりに関する総説論文を掲載するなど、認識はあらたまりつつあるようです。もちろん、まだまだ専門家間でも十分な合意が得られているわけではありませんが、それでも一〇年ほど前の状況を思い出すにつけ、隔世《かくせい》の感があります。

今後、精神保健行政や精神医療の現場における理解と対応がさらに標準化され、自治体ごとのサービス格差――けっして「中央ほど良質なサービスが受けられる」というわけではありません――がいっそう改善されることを期待したいと思います。

「ひきこもり」に対する海外の対応

海外でも問題となりつつあるということですが、社会問題としてどのような

対策がとられているのでしょうか？

海外においては日本以上に事例の存在が知られておらず、それゆえ「ひきこもり」に限定した対策はいまだ存在しないようです。

なぜ「ひきこもり」が日本に突出して多く、海外では少ないのか、これについてはコラム**「ひきこもり」の国際比較**（五八ページ）を参照してください。

社会的な対策として参考となるのは、「就労支援」に関してです。アメリカやヨーロッパにも青少年のホームレス問題があり、さまざまな形の就労支援サービスが存在します。たとえば一九九七年、ドイツでは「青少年法」が制定され、二五歳までの青少年には可能な限り国が就労支援することを法制化しました。

イギリスもニューディール政策によって、青少年（一八～二四歳）の職業訓練をはじめとする就労支援サービスが存在します。その他の先進諸国も青少年就労と自立を支援し、納税者へ転換するためにさまざまな取り組みを行っています。

政府のひきこもり対策

これほどひきこもり問題が深刻化している現状に対して、政府はどのような対策を講じているのでしょうか?

現在、厚生労働省の「地域精神保健活動における介入のあり方に関する研究班」が、二〇〇一年度より「社会的ひきこもり」への介入のあり方を中心とした調査研究を継続中です。

二〇〇〇年度には、有識者や現場援助者からの報告に基づく討論や、保健所等で行われた援助の実態調査に関する報告がなされ、概念の整理や援助・対応策の方向性が検討されました。

以上の成果をもとに、二〇〇一年五月には、その中間報告として、全国の保健所、および精神保健福祉センターを中心に行われたアンケート調査の結果が発表されました。それによれば、以上の各施設相談窓口に、一九九九年一二月から二〇〇〇年一一月までの一年間で、精神病ではないひきこもりと考えられる事例の相談が六一五一件あったということです。また、二一歳以上の相談例は五七・八%あり、五年以上ひきこもっている事例が二三・三％と、深刻な実態が明らかとなりました。

この調査発表とともに厚生労働省は、研究班が対応策を暫定的にまとめたガイドラインを全国の精神保健福祉センター・保健所・児童相談所等に配布し、ひきこもり対策に本格的に着手しつつあります。研究班は、二〇〇一・二〇〇二年度にガイドラインに基づく援助をモデル地区で実施し、その効果を評価、検討しつつ、より有効な援助方法を目指してガイドラインを改定することを予定しています。

この「ガイドライン配布」の意義はきわめて大きいものです。まず第一に、その内容が非常にすぐれたものでした。家族支援の方法を中心に、コンパクトながら具体的な提言がなされており、当事者への思いやりと適切な対応の重要性をバランス良く強調する、すぐれて啓蒙《けいもう》的な文書となっています。

さらにその配布は、精神保健行政が「社会的ひきこもり」を治療相談の対象であるとはじめて認知したことを意味しています。精神医学の側における対応の遅れを考えるとき、これはかなり画期的な動きということができます。このガイドライン全文を、巻末に付録として掲載いたしましたので、ぜひご一読ください。

また、二〇〇二年四月二〇日には、大阪府守口市であった政府主催の「雇用創出タウンミーティング」後の記者会見で、坂口力厚生労働相は会場の参加者からの提案を受け、ひきこもりの若者の就労を支援するため、「〝職親《しょくおや》制度〟を実現できるよう努力したい」と述べています。

具体的には「ひきこもりの子を親代わりになって引き受け、職を与えてくれる企業や経営者をイメージしている」ようです。

就労支援ネットワークについては**就労支援の実態**（『「ひきこもり」救出マニュアル〈実践編〉』）で詳しくふれますが、政府からの支援によって、こうした制度が完備することも期待されます。ただし、これはすべてのひきこもり事例を対象とする制度ではもちろんありません。社会参加への積極的な意欲はあるが、就労の入り口でつまづいているケースを主な対象とするものになるでしょう。

「ひきこもり」の国際比較

「ひきこもり」事例は、日本に突出して多くみられると言われています。それが事実であるかどうかは、将来の本格的な国際比較を待つとして、「ひきこもり」が日本に特異的な現象であることを示すような傍証はいくつもあります。

私自身、ある国際学会で「ひきこもり」に関する発表を行った際に、アメリカの精神科医から「分裂病を誤診しているのではないか」と疑われた経験があります。あるいはまた、私たちが social withdrawal を直訳して用いた「社会的ひきこもり」という言葉を、欧米のマスメディアは元の言葉に訳し戻すのではなく、"Hikikomori" として報道しています。

あたかも日本特有の問題であるかのようなその報道ぶりは、欧米圏においては「ひきこもり」がポピュラーな問題ではないことを推定するひとつの根拠となるでしょう。こうした格差が存在するとすれば、それは何に起因するのでしょうか。私はそのヒントを、自立イメージの違いとして考えています。

いうまでもなく、西欧において「個人の自立」は、ほとんど自明の前提とされます。そして、おそらく西欧における自立のモデルは「家出」なのだろうと思います。子供は成人したら親元から離れ、個人として生活することを事実上強いられるわけですから。

これに対して、日本人の自立イメージは、「親孝行」モデルです。家族と同居する両親を養えるまでになって、はじめて「一人前」、すなわち自立した個人とみなされるからです。

ここにはもちろん、中国から輸入され、明治期以降に大幅な修正をうけた儒教文化の影響が大きいでしょう。

さらに日本独自の要素として、土居健郎氏の指摘する「甘え」文化が関与してきます。

日本人にとって望ましい親子関係は、互いに甘え、甘やかす関係としてイメージされるのではないでしょうか。そこでは自立の条件として、必然的に家出よりも同居が重要となってきます。

たとえば一〇〇〇万人とも言われる、いわゆる「パラサイト・シングル（学卒後もなお、親と同居し、基礎的生活条件を親に依存している未婚者）」の増加にも、こうした文化的要因は関与すると考えられます。

日本人にとっての望ましい自立モデルが「親孝行」であるなら、それはまた「甘え―甘やかし上手」になることを意味するでしょう。

こうした対象関係は、高度な技術的洗練を必要とするぶん、独特の失調につながりやすいと思います。たとえば私は、わが国の思春期におけるさまざまな病理、あるいは問題行動が、しばしば「甘え下手」に起因しているという印象を持っています。

いっぽう、対アジアという視点から考える場合には、まず第一に経済的な要因を無視することができません。

私は以前、「ひきこもり」事例の経験について、各国の精神科医に電子メールで問い合わせたことがあります。そのさいタイの精神科医から、「彼らは、どのようにして生活の糧《かて》を得ているのか？」と問い返されました。

これは素朴なようでいて、むしろ当然の疑問でもあるでしょう。成人して以降も就労しない子どもを養いうるだけの経済的基盤もまた、「ひきこもり」増加のための必要条件であるからです。

それでは、経済的に比較的豊かな韓国、台湾といった国において「ひきこもり」がさほど問題化していないのはなぜでしょうか。私はここに、血縁主義としての「孝」の文化を想定したくなります。これは日本的な「甘え」文化とは、いささか異質のものではないでしょうか。

この問題についてある在日韓国人に話を聞いたさい、彼は「功名心」という言葉を口にしました。日本では久しく忘れられているこの言葉には、彼らの血縁主義が色濃く反映されているように思われました。

両親を越えて先祖へと連なる「孝」の思想が、いまなおアジアの若者たちを動機付けているということ。また、家族内で生じた問題には、親類縁者が介入してでも解決をはかろうとすること。このようなタイプの血縁主義は、わが国ではとうに失われて久しいものでしょう。

その結果、若者はみずからが何によっても動機づけられないことに悩み、核家族は親戚の介入すら嫌って孤立化を深めることになります。かくして、「ひきこもり」成立の条件が十分に整うわけです。

ただし、背景を理解することが、そのまま対策につながるとは限りません。とりわけ、社会文化的な要因については、それを安易な価値判断の対象にできないのは当然です。

たとえば私は、西欧的な家出型の自立主義は、若年ホームレス人口の増大などにおいて、すでにその限界を露呈していると考えます。また、アジア的な血縁主義は、リベラリズムとは相容れない要素が多すぎるため、近代化とともにいずれは衰退を余儀なくされるのではないでしょうか。

そのとき両者のいずれでもない日本の「甘え文化」になんらかの可能性を見いだすことは、あながち荒唐無稽《こうとうむけい》な発想とは言えない気もします。

「ひきこもり」への対策も、安易に西欧モデルやアジアモデルといった外側の価値観を持ち出すのではなく、現在の文化的状況をひとまずは温存しつつ、なんとか内側から突破できないものか。私はなんとなく、そういうイメージが一番リアルなように思います。

2 なぜひきこもるのか

「ひきこもり」の原因はなにか

「ひきこもり」は原因不明ということのようですが、対人関係が苦手だからひきこもるのではないでしょうか?

たしかに、もともと友達が少なかったり、対人関係が苦手《にがて》だったりする人がかなり多いのは事実ですが、そういう傾向がない人がひきこもることも珍しくありません。「ひきこもりの人はみんな対人恐怖」という指摘《してき》は、あきらかに事実に反しています。たとえば、デイケアやイベント集会などの場面では、非常におしゃべりだったり、対人スキルのすぐれた人もよく見かけます。また、ひとくちに対人困難といっても、一対一では緊張するけれども、何百人もの観衆の前では堂々と話せる人、あるいは集団は苦手だけれど数人のグループだったら平気な人など、さまざまなタイプが含まれてきます。こうした事実だけからも、対人恐怖、あるいは対人困難とひきこもりが同じであるとする結論は、やはり間違いということになるでしょう。

それでは、「ひきこもりの原因」は、いったい何でしょうか。いろいろな説があるようですが、私にはどれも不十分に思えてなりません。「原因と思われるもの」は、きわめて多様かつ複合的であったり、あるいはまったく見あたらなかったりするからです。なんらかの「トラウマ（心の傷）」と関連づけて説明しようという試みもありますが、こちらについても疑問があります。

長年つきあっていても、ひきこもりをもたらした決定的体験、つまりトラウマがさっぱり見えてこない事例が少なくないということもあります。

もちろんなかには「親からトラウマになるような、ひどい仕打ちを受けた」と、ひどく親を恨《うら》んでいる事例もあります。しかし次ページの**虐待と「ひきこもり」は関係あるか**の項目で述べるように、深刻な身体的虐待を受けていたひきこもりのケースは、少なくとも私は診《み》たことがありません。多くの場合、こうした恨みは治療の進展とともに、次第に語られなくなります。

こういったトラウマの消失とひきこもりからの離脱は、必ずしも並行しません。このことからも、ひきこもりの原因をトラウマだけで語るのは無理があるように思います。むしろこの言葉を強《し》いて使うなら、「自分がひきこもってしまった事実」そのものがトラウマとなっていく過程が問題なのかもしれません。つまり、自分のひきこもり状態を否定しようとして苦しむことが悪循環につながっていくわけです。

ここに家族の不適切な対応がからむと、いっそう「ひきこもり」は強化されていきます。私は「ひきこもりの原因」よりも、むしろこうした悪循環による長期化の過程のほうに注目しています。

つまり、システム論的な考え方を援用しつつ、**ひきこもりシステム**（八三ページ）というものを考えています。これについては、コラムで少し詳しく書きましたので、そちらをご参照ください。

「ひきこもり」になるきっかけはあるか

ひきこもる「きっかけ」には、どんなものがあるのでしょうか？

ひきこもるきっかけとして、成績の低下や受験・就労の失敗、友人の裏切りや失恋、いじめなど、一種の挫折《ざせつ》体験がしばしば見られます。

ただし私の調査では、「きっかけがよくわからない」と述べる群が全体の四割近くを占めており、これはこれで重要な事実だと思います。また、いわゆる「不登校」から長期化する事例も少なくありませんが、それは**不登校は「ひきこもり」の前兆か**（八九ページ）の章で、少し詳しくふれることにします。

虐待と「ひきこもり」は関係あるか

「ひきこもり」は「いじめ」や「虐待」のトラウマが原因で起こるものではないでしょうか？

必ずしも、そうとは限りません。また私は、あきらかに「いじめ」のトラウマが原因と考えられる事例は、いじめによる「複雑性PTSD（心的外傷ストレス障害）」として、通常のひきこもり事例とは区別したほうがよいと考えています。これについては**他の病気も視野に入れて**（一九一ページ）の章で、少し詳しく説明します。

「虐待《ぎゃくたい》」についても同様で、少なくとも私自身は、親からの深刻な身体的虐待の結果ひきこもったという事例を、これまで診《み》たことがありません。

身体的な虐待を受けた子どもは、ひきこもり事例とは対極にあって、むしろ早く家から逃げ出そうとする傾向があるようです。ただ、これについては「虐待」をどのようにとらえるかによって、結論も異なってくるでしょう。

実はここにも男女差があって、少なくとも男性事例では、深刻な虐待を受けてきたケースというのはほとんどないのですが、女性事例ではときどき見かけます。

ただし、虐待といっても肉体的な虐待ではありません。いわゆる否定的なメッセージ、つまり「お前はだめな子だ」「生まれないほうがよかった」といった言葉を、親から浴びせられて育ってきた女の子の一部には、ひきこもりやすい傾向が生ずるように思います。これは、ある女性の当事者からの指摘で気づかされたことです。

ひきこもりやすい性格というのはあるか

「こういう青年はひきこもりやすい」という性格傾向があれば、教えていただきたいのですが。

たとえば極端に内向的な青年であるとか、非社交的で友人関係がほとんどない青年、それからいわゆる「手のかからない良い子」。

たしかにこういう青年たちは、そうではない青年に比べれば、「ひきこもり」に近いと言えるかもしれません。

ただ、ひきこもるのは、そういう青年ばかりではないのも事実です。もともとすごく活発だったり、あるいは社交的、スポーツマン、成績が良い、そういった青年でも、ふとしたことから何年間もこもってしまうことはよくあります。

その意味では、「こういう性格の青年は絶対に大丈夫」ということは、なかなか言いにくいのではないでしょうか。

不登校については、文部省（当時）が一九九二年に「不登校はどんな子にも起こりうる」と明言しています。

まったく同じことが、「ひきこもり」についても言えるでしょう。そう、どんな青年でも、将来ひきこもることはありうる、ということです。

「ひきこもり」は自己中心的な人間か

ひきこもっている青年の言い分を聞いていると、ひきこもったことを社会のせいにばかりして、自分の責任というものにはまったく無頓着にみえます。「ひきこもり」は単にわがままで、自己中心的な人物なのではないでしょうか？

「ひきこもり」は「ぜいたく病」か（四一ページ）の「ぜいたく」と同様、私はひきこもり青年たちが社会的には「わがまま」で、「自己中心的」であり、社会や家族に「甘えて」いるという批判に対して、直接反論しようとは思いません。そうした見方が間違っているとも思いません。

しかし私がそうした批判に与《くみ》しないのは、まず第一に、価値判断は精神科医の仕事ではないという理由からです。つまり、われわれは他人様《ひとさま》に「いかに生きるべきか」などと説く立場ではありません。

第二に、そうした批判を彼らに向けたとしても、まったく意味がないということです。そういう貧しい批判の言葉は、彼らがとっくに自分自身に何度も投げかけ自問自答した言葉であって、いまさら他人から言われても「またか」と思うだけです。

ただ、自己中心的、という点については、少し補足しておきたいと思います。というのは、精神科医ですら「彼らは自己愛が強い」とか「自己愛性人格障害に近い」といったような、診断とも批判ともつかない発言をする人がいるからです。

自己愛の程度について、なかなか客観的な評価は難しいのですが、私はむしろ、彼らがひどい状況にありながらも、健全な自己愛を維持し得ていることに驚かされています。

あらゆる人間は自己愛を持っています。およそ愛とは、すべて自己愛の変形です。これが私が依拠《いきょ》する、精神分析の視点です。そして、自己愛は他者に向けられることによって成熟した形（他人への思いやりなど）へと変化していきます。言い換えるなら、他者という鏡を欠いた自己愛は、非常に不安定なものになってしまいます。

ひきこもった生活には、自己愛を支えてくれる他者との出会いが、徹底して欠けています。そのような状況に長く置かれると、自己愛は状況をきわめて不安定なものにするでしょう。それでも生きていくためには、人間は自己愛にしがみつくしかない。

彼らの行動が結果的に自己中心的にみえようとも、それは彼らがまさに健全な自己愛を持ちながら、それを支える他者が欠けていることの結果なのです。

その証拠に、ひとたびひきこもり状態から抜け出した人が、仲間内で自己中心的に振る舞うことはほとんどありません。

彼らがしばしば「もう死にたい」と自殺願望を口にしながら、実際に死に至ることがまれであるのはなぜでしょうか。そう、まさに彼らの自己愛が健全であるためです。その意味からも、ひきこもり事例の支援者や家族は、彼らの自己愛を不用意に傷つけることがないよう、十分に配慮するべきでしょう。

ひきこもらせやすい家族というのはあるか

どんな家族がひきこもらせてしまうのでしょうか?

ひきこもり事例の家族に典型的といわれるのは「過干渉《かかんしょう》の母親」と「無関心な父親」という組み合わせです。しかし、これはむしろ日本的家族の一つの典型であり、それを指摘したところであまり意味がありません。

またこのほかにも、実にさまざまなタイプの家族があります。無関心だったり厳格だったり、優しかったり理解がありすぎたりと、なかなか一定のパターンにまとめることはできません。

どのような家庭で育ち、どんな性格に生まれつこうとも、ひきこもりは起こり得ます。そもそもなぜ「ひきこもり」が起こるのか、その本当の原因は、まだ誰も知りません。たしかにご両親の態度にさまざまな問題が垣間《かいま》見えることは多いのですが、もともとそういう家族だったからひきこもりが起こったのだ、と決めつけることはできません。お子さんが何年間もひきこもりつづけるなかで、そのストレスから夫婦仲が悪くなったり、対応が不適切になってしまったりという変化も考えられるでしょう。

家族のあり方に原因を求める発想は、しばしば犯人探しの論理にすり替わってしまう可能性があります。しかし後述するように、犯人探しはまったくの不毛な営みです。「今後どうあるべきか」に気持ちを集中していただくためにも、「ひきこもりを生み出す家族」という発想には、できだけとらわれないでいただきたいと思います。

「ひきこもり」は愛情不足が原因か

「ひきこもり」があらたまらないのは、愛情不足が原因でしょうか？

おそらく、愛情不足は関係ないと思います。愛情過多なら、多少は関係あるかもしれませんが。ともかく治療場面では「愛」に依存すべきではありません。むしろ「愛」を禁欲してでも、ひたすら「親切」を心がけるべきです。

なぜ親御さんがご本人を叱咤激励するかといえば、これはもう溢《あふ》れんばかりの「愛情」があるゆえでしょう。「愛情」がなければ熱心に叱《しか》る必要もないわけですから。さらに言えば、家庭内暴力だって愛情の発露ではあるわけです。ただしそれらは、治療的には間違った「愛情」の使い方ではないでしょうか。

これは距離感の問題と関係します。愛情はどうしても、距離感をゼロにする方向に作用しがちです。しかし親子間で距離が接近しすぎると、密着や退行が起こってきて、かえってひきこもり状態はこじれてしまうことが多い。

これに関連して、不登校の会のあるお母さんが面白いことを言っていました。「家ではわが子に、『お友達のお子さんを家で預かっている』というつもりで接しています」というのです。これは非常にすぐれた工夫であると思います。こうしたイメージトレーニングを重ねることで、過度な密着を予防することができるでしょう。

ですからここは「愛情」という言葉はとりあえず忘れて、「親切」だけを考えていただきたいと思います。

この「親切」というのも、ちょっと特殊な使い方かもしれませんが、ここではとりあえず「目の前の相手をさしあたり不愉快にさせないための配慮」としてご理解ください。

つまりご本人を不愉快にさせてまで、たとえば叱咤激励してまで立ち直らせようとは考えなくてよいということです。

強い愛は、そのぶん攻撃性などの反動を呼びやすいのですが、「親切」には、こうした激しい両価性はありません。

「親切」は、共感なくして成立しませんが、まさにこの「共感」こそがひきこもり事例の求めるものなのです。

深く共感しつつ、いたわりの気持ちを持って、「親切」に接してあげること。それこそが治療的態度です。知的理解と情緒的共感に立った「親切」な態度こそが、家族に求められる理想的態度です。

「ひきこもり」は成熟していないのか

「ひきこもり」というのは、つまるところ、成熟の問題ではないかと思います。ならば、人間が成熟するとは、いったいどういうことなのでしょうか？

「ひきこもり」が成熟の問題という指摘《してき》には、半分だけ同意します。つまり、それだけの問題ではありませんが、そういう側面も確実に存在する、という意味において。

ただ、「成熟とはなにか」を語るのは困難です。私は「現代においては、もはや成熟はあり得ない」という言い方をすることもあります。

たとえば、かつては「成熟とは棄《す》てることだ」という見方がありました。自分のこだわりや愛着物を棄てるかわりに、人間や社会のなかで成熟することができる、という考え方です。

しかし今では、それも通用しません。「棄てること」をしなかったオタクたちが、いまや立派に成人して、家庭を持ちはじめています。また何かを棄てることで成熟してきたはずの大人、すなわち「オヤジ」たちは、いまや若い世代からしばしば蔑視《べっし》され、うとまれる存在です。

そのような存在に、いったい誰が進んでなろうとするでしょうか。いまや私たちは、これまでとはまったく異なる成熟のイメージを必要としはじめているのかもしれません。

私は著書『社会的ひきこもり』のなかで、「成熟のイメージ」を次のように示しました。「社会的な存在としての自分の位置づけについて安定したイメージを獲得し、他者との出会いによって過度に傷つけられない人」。そして、成熟の過程を「外傷への免疫《めんえき》の獲得」であると述べました。それは成熟の一面ではあると思いますが、もちろんすべてではありません。

いまの時点で私の考える「成熟の条件」を、いくつか補足しておきましょう。

まず「価値判断が極端化していないこと」。言い換えるなら、白か黒かだけではなくて、グレイ・ゾーンを認められること。常に白黒はっきりした世界に住んでいる限り、人はなかなか成熟はできません。そのような世界にとどまり続ける限り、対人関係も

「敵か味方か」という、素朴な二元論に支配されてしまいます。そうなると、味方と認知できた人とは簡単に親しくなれるかわりに、些細《ささい》なことからすぐに喧嘩《けんか》別れになったりと、非常に不安定な関係しか築くことができません。

次に、「欲望の実現を待てること」。たとえば、「キレる」と表現されるような衝動的な犯罪行為や一部の家庭内暴力は「待てなさ」から起こります。また、待てないで焦ることから、ひきこもりが長引くことがあります。ただ、一般にひきこもりの青年たちは、同世代の若者に比べて辛抱強い。つまり、待つ能力は高いと思います。

三番目に、「情緒的なコミュニケーション能力」。言葉だけの情報伝達は子どもでもできますが、相手の感情を適切に読みとり、自分の感情を的確に伝える、というテクニックは、まさに成熟の賜物《たまもの》でしょう。ひきこもり青年たちが苦手なのは、むしろこちらのほうかもしれません。

ただ、よくコミュニケーション・スキルなどという言い方がありますが、なにかそういう一般的な技術なり訓練方法なりがあるかは疑問もあります。そうしたスキルは、訓練的側面と同時に、他人から承認されたり、自《みずか》らの居場所を確保できたり、といった経験から、飛躍的に伸びることもあるからです。このため私自身は、対人困難の克服について、さしあたり「場《ば》数《かず》を踏む」ことを勧めることにしています。

「ひきこもり」は病気か

「ひきこもり」は病気ですか？　あるいは単に怠《なま》けて社会に甘えているだけでしょうか。

先に述べたように、「ひきこもり」は病気ではありません。また、常に症状や問題行動とみなされるべきでもありません。これは精神分析家の神田橋條治《じょうじ》氏が指摘していることですが、非常口さえ確保しておけば、ひきこもりはきわめて創造的で、実り豊かな経験たりうるのです。

ただ、この「非常口の確保」こそが実は難題で、それができるケースはけっして多くはありません。そして、出口のないひきこもり状態は、容易にさまざまな病理の温床と化してしまうこともまた事実なのです。この場合には、「ひきこもり」に対する治療的介入が有意義であり得ます。

「怠け」や「甘え」については、なんとも言えません。その言葉の定義にもよるでしょう。ただ、もしそれが「ひきこもり」状況に甘んじて、いっさい悩んだり葛藤したりしていないことを指しているのであれば、あきらかに事実とは異なります。

それというのも、彼らのほとんどは、自分のひきこもり状態に、ひどく苦しんでいるからです。それでもなお、怠けであり甘えであると決めつけたい人には、あえて反論はいたしません。ただ、そういう批判をしたがる人々の欲望について、精神分析的な関心はあります。

「ひきこもり」は正式な病名ではないのか

精神科医に相談したら、「ひきこもりは正式な病名ではない」と言われました。「ひきこもり」は病気ではないのでしょうか？

少々専門的な話になりますが、「社会的ひきこもり」というのは、さまざまな精神障害にみられる「症状」の一つで、「病名」（診断名）ではありません。

社会的ひきこもりには、多くの場合、「ひきこもる」ことのほかに、対人恐怖、強迫症状、不眠、被害念慮《ねんりょ》、抑うつ気分、希死《きし》念慮と自殺企図などの症状が伴《ともな》います。そのため、対人恐怖症状が強い場合には「対人恐怖症」、強迫症状が強い場合には「強迫神経症」といった診断名をつけるのが、精神科医の一般的なやり方です。

しかし、私のこれまでの治療経験からすると、社会的ひきこもりに伴うさまざまな症状は、二次的なものである場合がほとんどです。つまり、もっとも持続する主症状が「社会的ひきこもり」であり、ほかの症状はその経過とともに出現したり消えたりすることが多いのです。

したがって、医学上の正式な病名であるか否かは重要な問題ではなく、実際には、「社会的ひきこもり」状態を第一に考えて、治療に取り組むことが必要であると私は考えています。

「ひきこもり」は治療されるべきか

「ひきこもり」は、すべて治療を受けるべきなのでしょうか?

一九九八年に出た私の著書『社会的ひきこもり』の中で、私は社会学者の発言などを引用しつつ「ひきこもりは治療されるべき」と明言しています。この発言については、いくつかの批判もあり、私自身ももう少し慎重に言い換えておく必要を感じてきました。

現時点では、私はそうした「べき論」を展開するつもりはありません。医療全体がパターナリズム（由《よ》らしむべし、知らしむべからず、といった）を抜け出し、急速にサービス業的な要素を取り入れつつある時代の趨勢《すうせい》に、私も従いましょう。

私に言えることは、ひきこもり事例の一部、とりわけ精神症状を伴うなどしてこじれたケースについては、精神医学的な治療が部分的に有効でありうる、ということのみです。

ただ、いくつかの論点は繰り返し強調しておきたいと思います。

まず、**放置しておいたらどうなるか**（一五七ページ）の項目でも述べますが、ひきこもり状態は放置してもそこから抜け出せないままになることがきわめて多い、ということがあります。

放置して回復するというデータなり証言が多数あれば、なにより私も安心ですし、そういう知見を広めて当事者たちにも安心してもらいたいと思います。もちろん、自然な回復を示すような事例が多いことがわかったら、いささかのためらいもなしに、私の主張は撤回します。

ところで、これまで公私さまざまな場面において、自力でひきこもり生活から抜け出した経験を私に話してくれた人は、わずか三人だけです。私は当事者の参加する集まりですら、この「自然な離脱は困難」説を強調してきましたが、そこには当事者からの反論を求める気持ちもありました。にもかかわらず、この三年間で三人にしか出会えなかった。逆に、「困難」説を裏付けるご本人やご家族からの体験談は、数え切れないほど聞く機会がありました。ですから私は、これからも当分の間は、自らの経験に基づき「放置しても変化は起こりにくい」ということを伝え続けたいと考えています。

そしてもし、そこに変化を呼び込みたければ、第三者による治療や支援が必要とされるであろうと思います。もちろんその「第三者」は、かならずしも精神科医である必要はないのですが。

さらに私は、子どもがひきこもっている場合、ご両親にはご本人に対して治療を受けるよう説得したり誘導したりする権利があると考えています。これは子どもに対して衣食住の保護と経済的支援を与えることとのひきかえに生ずる権利です。

おわかりのように、私はそれが「フェア」であると考えているのです。この「何がフェアであるか」については**親はいつまで面倒を見たらよいか**（『「ひきこもり」救出マニュアル〈実践編〉』）のところで解説します。ただし、そこに強制があってはなりません。また、これは親の義務ではなく、権利であるというところがポイントです。

もちろんそうした親御さんからの誘導をご本人は拒否する権利があります。ただし、実際にはご本人自身もなんらかの治療や支援を希望していることが、後ではっきり見えてくるケースが少なくないことも事実です。以上のような根拠に基づいて、私は「ひきこもり」事例の治療論を今後も展開していきたいと考えていますし、治療行為から撤退するつもりもありません。

ひきこもりシステム

ひきこもり状態にある人は、「個人」「家族」「社会」という三つの領域が接点を失い、それによる悪循環が起こっていると考えられます。私はこの悪循環を「ひきこもりシステム」と呼んでいます。

これはあくまでも仮説ですし、ひきこもりの問題を単純化しすぎているきらいもありますが、治療にあたっての基本的な考え方としては、それなりに有効なものだと思います。

まず「個人システム」について見てみましょう。何らかの強い葛藤によって、いったんひきこもり状態に入ってしまうと、そのことが「心の傷」となって自己嫌悪を深め、さらに深いひきこもり状態につながっていきます。

このような悪循環はアルコール依存症などの嗜癖《しへき》行動にも見られます。通常であれば、家族や他人とのかかわりがこの悪循環にストップをかけるのですが、ひきこもりの場合、この「他人からの介入」を何よりも嫌うため、いっそう、引きこもり状態から抜け出せなくなるのです。

逆にいえば、他人とのかかわりを受け入れる決意を十分に固めれば、ほぼ例外なく社会参加が可能になるといえるでしょう。

次に「家族システム」について見てみましょう。本人がひきこもりはじめ、それが長期化すると、家族の中に不安や焦燥感《しょうそうかん》が高まります。不安を抱えた家族は、本人に対してお説教や叱咤《しった》激励《げきれい》を行い、なんとか本人を動かそうとします。

しかし、これらは本人にとってはプレッシャーやストレスになるだけで、活動を始めるきっかけにはなりません。むしろそのような刺激を受けることによって、いっそうひきこもりは深まります。そして家族はさらなる不安と焦燥に駆られ、なかば不毛と知りつつも刺激を繰り返すことになります。

この悪循環を支えているのが「コミュニケーションの欠如」です。家族の間のコミュニケーションを回復するには、家族から一方的なプレッシャーを与えるのでなく、ひきこもりという行動に込められたメッセージを共感とともに理解することが必要になります。

それでは、「社会システム」についてはどうでしょうか。本人以外の家族は、学校に行っていたり、働いていたりするので、少なくとも「家族システム」と「社会システム」の接点はあるではないか、と思われる方は多いでしょう。

しかし、ここで私が指摘したいのは、表向きはきちんと社会生活を営んでいる家族でも、ことわが子の「ひきこもり」状態については、社会との接点が失われているということです。つまり世間体《せけんてい》を気にして隠そうとしたり、誰にも相談せずに内々に解決してしまおうとする「抱え込み」の問題です。

ここでも、他のシステムと同様の悪循環が見られます。すなわち、「世間」からのプレッシャーに対して家族が孤立し、それゆえに治療や相談の機会も失われてしまうことで、「抱え込み」がいっそう強化されていくという構造です。

以上、三つのシステムの相互関係には、段階ごとに次のようなパターンがあります。

①本人も家族を避け、家族も治療に参加していない状態
②家族は相談に通っているが、本人にはそれを知らせていない状態
③家族は相談に通い、本人はそれを知りつつ受診できない（しない）状態
④本人は治療に通っているが、家族は治療を拒否している状態

ひきこもりシステム模式図

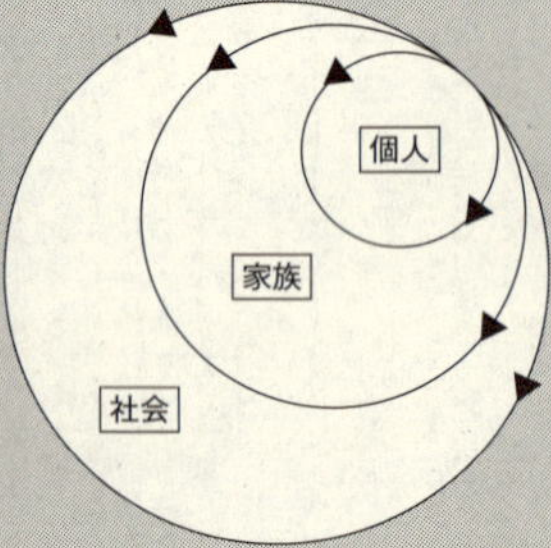

「健常」なシステム・モデル

円はシステムの境界であり、境界の接点においては、システムは交わっている。

つまり、3つのシステムは相互に接し合って連動しており、なおかつ、みずからの境界も保たれている。

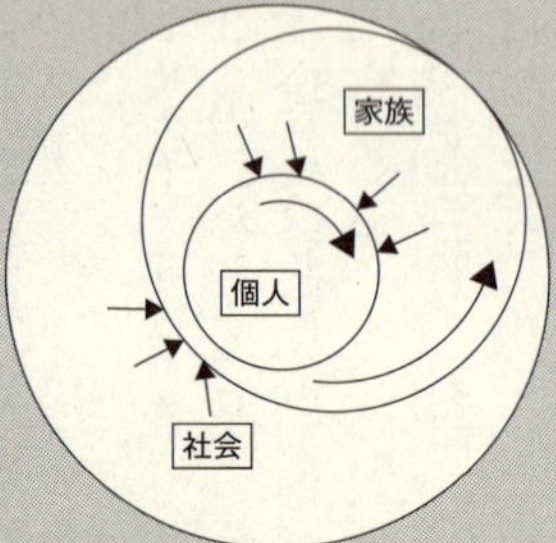

「ひきこもり」システム

システムは相互に交わらず連動することもない。

システム間相互に力は働くが、力を加えられたシステムの内部で、力はストレスに変換されてしまい、ストレスは悪循環を助長する。

「社会的ひきこもり」をシステムとしてとらえることで、現在、どの状態にあり、どのポイントで問題が起こっているのかということが捉《とら》えやすくなります。

治療相談を通じて私が最終的に目指すのは、ご家族とご本人がともに治療に継続的に参加し、また家族でも治療について冷静に話し合いができることです。とりあえずここまでの段階にいたることができれば、ひきこもりシステムは解除の方向に向かうでしょう。

システム論を用いる利点はいくつかありますが、最大のものは、あるシステムが作動するための条件とシステムの要素さえ判っていれば、原因は問わずにすむ、ということだと思います。

ひきこもりにおける原因の追及は、ほぼ必然的に「犯人探し」の論理に帰結します。それが不毛でしかないことは、本文中で述べましたので繰り返しません。ひきこもりのように、原因は複合的であっても、長期化のパターンは比較的単純化できるようなものについては、システム論的な語り方は有効だと思います。

この模式図を用いることで、今ご家族がどの段階で、どういう問題を抱えているのかが、多少は見えやすくなるのではないでしょうか。現状を正しく認識することは解決への第一歩です。そのための一助として、このシステム論的な図式を活用していただければ幸いです。

3

不登校は「ひきこもり」の前兆か

不登校と「ひきこもり」の関係

「ひきこもり」と不登校は関係があるでしょうか?

深い関係があると思います。

私が著書『社会的ひきこもり』で、八〇例の詳細な調査に基づいて示しましたように、ひきこもり事例の多くは不登校経験を持っています。私の調査結果では、全体の八六%に三カ月以上の不登校経験を認めました。この結果だけ見ても、「ひきこもり」と不登校との関連性はかなり高いものと考えてよいでしょう。

精神医学には、不登校の「予後」研究という分野が存在します。これまでも多くの調査研究がなされてきましたが、不登校を経験した生徒の長期的なその後の経過についてはは、なかなか一定の見解が得られていません。

主な調査結果をみても、その後の社会適応が「不良」である割合については、数%～五〇%と、かなり幅があります。しかし最近になって、この問題について新たな知見が加えられました。

二〇〇一年九月、文部科学省は「不登校に関する実態調査」の結果を発表しました。

大阪市立大学の森田洋司教授らの研究グループに委託されていたもので、調査対象は、一九九三年度に「学校ぎらい」を理由に年間三〇日以上欠席し中学校を卒業した生徒です。

約五年後の一九九八年一一月から一九九九年二月にかけて、郵送によるアンケートと電話によるインタビューが試みられました。アンケート対象は三三〇七名で、うち一三九三名（四二・一％）から回答が得られました。また電話調査の対象者は九五二名で、うち四六七名（四九・一％）から回答が得られました。

この調査は、まずその規模において画期的なものです。これほどサンプル数の多い不登校の予後調査は過去に例がありません。今回の調査結果が、これから長く参照される基礎データとなることは間違いないでしょう。

調査結果のうち、「ひきこもり」に関連性の深い項目として「現在の状況」がありま す。「ひきこもり」にもっとも近い状況と思われる「就学・就労をともにしていないもの」は二三％でした。もちろんこの項目が、そのまま「ひきこもり」を意味するわけではありません。

解説にも明記されているように、ここには結婚して専業主婦になっているケースなども含まれています。そうした点を割り引くとしても、不登校事例全体の、およそ二割前後が長期化し、ひきこもっていくと推定することは、必ずしも不可能ではないと思います。また、この推定は、これまでなされた予後調査の結果から考えても、さほど意外なものではありません。「ひきこもり」は急増しているか（三二ページ）の項目でも述べたように、不登校は依然として増加傾向にあり、その二割前後が長期化するということが事実であるならば、不登校の増加はとりもなおさず、ひきこもりの増加につながると考えていいでしょう。

不登校は予防できるか

中学生の息子の欠席が増えてきたようで心配です。これは不登校の前兆《ぜんちょう》ではないでしょうか？　早期発見・早期治療ということから考えて、早めに病院に連れていくべきでしょうか？

まだ不登校ですらない段階で、病院を受診させるべきではありません。前の項目でも述べましたように、不登校というだけでは必ずしも治療の対象とはなりません。したがって、まずご本人が本当に治療を必要としているかどうか、この点を十分に見きわめておく必要があるでしょう。

それでは、治療の必要性は、どのように判定されるのでしょうか。ちょっと回り道になりますが、思春期事例を治療するさいの、私の基本的な考え方を述べておきたいと思います。

身体医学では、病気は「早期発見・早期治療」が原則です。これを疑う人はまずいないでしょう（ただ、近藤誠氏によるガン検診や脳ドックへの批判のように、一部ではこの原則が疑問視されはじめてはいるようですが）。

しかし、精神科においては、とりわけ思春期にみられるさまざまな問題行動については、早期発見・早期治療の原則を修正する必要がある。私はそう考えます。なぜでしょうか。それは、ご本人が医療によって害を受けることを最小限にするためです。

「害を受ける」とは穏やかではありません。でも、たとえばこんなことがあります。あるとき、私の勤務するクリニックに中学生の息子さんを連れたお母さんがおみえになりました。息子さんはおとなしくて口数も少ないのですが、いろいろ尋ねてみると、学校には行っているようですし友達も普通にいるようです。ですから、なぜ病院に連れてこられたかが、さっぱりわからないのです。

そこでお母さんに話をお聞きしました。お母さんはこうおっしゃいました。「最近、急にクラス委員をやめると言い出したので、心配で連れてきました」と。私は驚いてお母さんを強くたしなめ、ご本人に「君は病気でも何でもない、今日連れてこられたのは何かの間違いだから、できればなかったことにして忘れなさい」と伝えました。

これはさすがに極端な例ですが、しかしこうしたお母さんは珍しくありません。常識も知性もあるお母さんが、こういうときは簡単に自信をなくして専門家に頼ろうとするのは残念なことです。

たった数日欠席しただけで、あるいはちょっと家の中でものに当たったというだけで精神科に連れてこられ、診察を受けさせられる。こういう経験自体が、子どもの心に「自分は病気なのだ」という自覚を深く植え付けてしまいます。医療にかかわることで、子どもが本物の病人になってしまうこと。こういう可能性もあることは、もっと広く知られてよいのではないでしょうか。

そもそも思春期は、不安定さがあたりまえの時期です。少しぐらいの葛藤や不適応状態は、ないほうがむしろ心配なほどです。不登校問題が難しいのも、どういう方向にせよ、ご本人が悩みから自力で抜け出す可能性を、事前に判断することがきわめて難しいからでしょう。それが本当に治療を必要とすべき状態であるか否かについては、もう少し慎重に、時間をかけて検討しておく必要があると思います。

不登校のひきこもり化を防ぐ策はあるか

不登校の中学生が長期の「ひきこもり」にならないようにするために、何かできること、しておくべきことはありますか?

まずは「予防」という発想をできるだけ捨ててください。そもそも思春期の事例について、何かが起こることを完全に予防することは不可能です。「親にとって望ましいイメージ」を子どもに押しつける試みは、ほぼ必ず失敗に終わるでしょう。それでなくとも、悪い兆《きざ》しが現れるたびに、それをうち消そうと躍起になることは、結果的に周囲が振り回されることにつながります。

先に起こるかもしれないことを予測しすぎることからくる不安は、しばしばご本人にも影響することになります。予防を考えるよりは、ご家庭全体の雰囲気がご本人の心の負担を軽くするように対応することが、結果的にもっとも望ましい予防効果につながると思います。

以上の点を踏まえたうえで、ひとつだけ配慮すべきポイントを述べるなら、やはり同世代との対人関係をいかにつなぐか、です。精神科医として私が、どうしても「学校」

をあっさり否定する気になれないのは、思春期における対人関係を経験するうえで、学校がきわめて重要な場所であると考えるからです。

そうした対人経験の場所として、学校以外の代替的な空間がほとんどない。いや、あるにはあるのですが、それは結局、不登校児のための社会資源という意味がつきまとうため、どうしても本人にとって魅力的な場所たり得ない。しかし現状では、そうした場所以外の選択肢がきわめて少ないのも事実です。

それゆえ発想としては、常に学歴よりは対人経験を重視するという姿勢が望ましいでしょう。これ以上の具体的な対応策については、次ページの**不登校の支援はどう活用したらよいか**と**不登校の治療はどのようにするのか**（一〇三ページ）項目を参照してください。

登校刺激はしたほうがよいか

ひどい家庭内暴力の間は学校へ行っていましたが、現在は暴力が収まり、不登校と退行があります。本当は学校にも行きたいらしいのですが、登校刺激をすべきか否か迷っています。

おそらくご本人は今、学校へ行きたくても行けない、という強い葛藤を抱えているのではないでしょうか。

不登校の治療はどのようにするのか（一〇三ページ）のところでも述べますが、いかなる登校刺激も禁物ということはありません。ただし、お子さんの場合は、やりようによっては暴力が再発する可能性が高いと思います。

不登校の問題と暴力の問題の両方がある場合、まず解決されるべきは暴力のほうです。暴力が起こっているうちは、冷静な話し合いなど思いもよらないからです。

家庭内暴力の予防と対応については、**家庭内暴力をなくす方法はある**（『「ひきこもり」救出マニュアル〈実践編〉』）の章を参照してください。もしご本人のほうから「行きたいけど行けない」という苦しみを訴えてくるようなら、なにが登校を阻《はば》んでいるかを丁寧《ていねい》に聞き取り、協力できるところは協力する、という姿勢を示すことが大事です。

また不登校そのものについては、あまり親の関心までがその点だけに集中しすぎると、かえって身動きがとれなくなったりすることもあります。登校するかしないかにかかわらず、ご本人の存在をまるごと受容するという姿勢が大切です。

ただし、こうした肯定的なメッセージは、あまり安易に口にしすぎないほうがいいかもしれません。むしろ受容と肯定のメッセージは、接し方や態度などといった、言外に思いをこめるような形で伝えていくことが望ましいと思います。

不登校の支援はどう活用したらよいか

本人は登校したがっているのですが、どうしても行けません。教育センターやスクールカウンセラー、あるいはメンタルフレンドなどの話も聞きますが、どのように活用すべきでしょうか？

こちらについては、ごく基本的なことだけ述べておきます。精神疾患の疑いがみとめられず、不登校状態が長期化してこじれそうな兆《きざ》しが見えた場合、教師を含む専門家の介入が有効であり得ます。とりわけ義務教育期間中なら、さまざまな社会資源も利用することができるでしょう。もし部分的には登校が可能のようであれば、保健室登校をはじめとする代替手段、あるいはスクールカウンセラーの活用も有効であり得ます。また、教育センターや適応指導教室などのような場所をうまく活用して、不登校によって同世代の仲間と隔絶してしまうことを、ある程度防ぐことができます。

地域によっては児童相談所を通じてメンタルフレンドの訪問活動を検討してみてもいいかもしれません。また民間の支援組織、家族会、フリースクールなども利用価値が高いと思います。

不登校の問題は、ひきこもりと違って、利用可能な社会資源が豊富にあります。担任教師に相談したり、関連書籍にあたるなどして、できるだけ情報収集をしておくことをお勧めします。

ただし、どの方法が向いているかは、事例ごとにまちまちです。ご本人と話し合うのは当然ですが、一定期間利用してみて、あまり有効性がないようでしたら他の方法に切り替える、といった割り切りも必要です。

不登校の治療は必要か

不登校は、そもそも「治療」の対象なのでしょうか？　そうではないという意見もあれば、治療したほうがいいという話も聞きますし、ちょっと混乱しています。

不登校を治療するべきか否かについては、何通りもの答えがあり、一概には言えません。ただ、はっきり言えることは「不登校は病気ではないから治療すべきではない」、あるいは「不登校は精神障害の一つだから治療すべきである」といった両極端な意見は、いずれも誤りである、ということです。

不登校は「ひきこもり」と同様、病名や診断名ではありません。文部科学省が定義づけた子どもの状態像の一つです。それゆえ不登校には、まったく健常な子どもから病理性を持った子どもまで、幅広い事例が含まれています。したがって、治療の必要性については、事例ごとにきめ細かく判定するしかないというのが実情です。

「不登校の治療」をめぐっては、過去にさまざまな不幸な経緯《けいい》がありました。この経緯ゆえに、不登校問題は、きわめて語られにくくなっています。どういうことでしょうか。

不登校はかつて「学校恐怖症」と呼ばれ、あきらかに疾患《しっかん》とみなされていた時期がありました。しかし、事例数がどんどん増加するにつれて、疾患とみるのは不適切ではないかという疑問が生まれてきました。そこで「登校拒否」と名前が変更されます。

しかし、彼らは単に登校を拒否しているばかりではありません。いろいろな事情から、行きたくても行けなくなってしまっている子どももいるのです。結局、病的なニュアンスや登校にまつわる価値判断を払拭《ふっしょく》するために、「不登校」という比較的ニュートラルな言葉に至ったという経緯があると思います。

私の所属していた大学の研究室でも、一九八〇年代初頭には、不登校の子どもたちを精神科に入院させて「治療」していた時期がありました。当時は「同意入院」という制度があり、本人の同意がなくても、治療者と親が同意すれば強制的な入院が可能でした。この効果はてきめんで、子どもたちは入院するとすぐに登校するようになりました。

それでは、不登校の入院治療は果たして有意義なものだったのでしょうか。「たしかに登校は再開した。しかし入院生活のいやな記憶が残った」。退院後しばらくしてから、そう話す子どももたくさんいました。なかにはそれがトラウマになった人もいたかもしれません。

もちろんこうしたやりかたは激しい批判にあい、中止されました。近視眼的に「社会復帰」やら「再登校」やらを目標にしすぎると、こういう問題が起こってきます。どのような疾患についても言えることですが、とりわけ思春期の心の問題については、治療の目標以上に、治療過程におけるかかわり方の質が問われることになるでしょう。

しかしその反動もあってか、今度はフリースクール関係者や精神科医が団結し、「不登校は病気じゃない」といったスローガンを強く主張されるようになりました。私はこうしたスローガン化は、従来の疾患寄りの不登校理解を軌道修正するうえで、きわめて重要な役割を果たしてきたと思います。

しかし、今度はこちらのスローガン的理解が進みすぎ、不登校についての治療的議論をすることすらためらわれるような雰囲気が生まれてきました。

こちらの問題は、治療を必要としたかもしれない不登校事例まで、治療から遠ざけてしまったことでしょう。「病気であるはずがない」「治療を受けるべきではない」と大人に断言されることで、居場所をなくす子どももいるのです。そういう元不登校経験者から個人的にメールをもらったこともあります。

不登校そのものは、そもそも「病気かどうか」という判断とは無関係の状態像です。「不登校は病気ではない」というのは、本来そういう意味のことでしょう。無関係であるということは、「病気の不登校」もあれば「病気ではない不登校」もあるということです。

そして、病気ではない不登校は治療は必要ではなく、病気の不登校は治療の対象となる。それだけのことです。後者で難しいのは、どこからを病気と判断すべきか、という点です。

それでは、あらためて「病気の不登校」の診断基準を作るべきでしょうか。おそらく将来的には、そのような試みがなされる可能性もありますが、そうしたことはあまり意味がないでしょう。不登校と治療との関係は、ひきこもりと治療との関係によく似ています。

いずれも制度的に治療を強要されるべきではない。これは当然です。しかし専門家側は、こうした事例に対しても援助が可能であるように準備を整え、それを望む事例には適切な治療がなされることが望ましい。不登校と治療との関係は、このぐらいの距離感が望ましいのではないかと思います。

不登校の治療はどのようにするのか

治療を必要とする不登校であるか否かは、どのように判断すればいいのでしょうか？　また、実際の治療はどんなふうになされるのでしょうか。

不登校は予防できるか（九二ページ）の項目でも述べたとおり、治療の必要性をみきわめるためには、十分に時間をかけて本人にかかわりながら、慎重に対応することが必要となります。直後からこうすればうまくいく（再登校する）、という方法はありません。「早いうちになんとかしなくては」と焦《あせ》る気持ちもわかりますが、焦りや不安で人を動かすことはできないのです。

不登校がはじまったら、親御さんご自身ができる限りパニックに陥らないよう気をつけながら、ご本人の気持ちを聴き取る機会を持つことが望ましいと思います。

中学生のクラスに一人が不登校という時代になりつつあるとはいえ、わが子が不登校になって不安を感じないご家族はいないでしょう。でも、パニックの最中に話し合いをしようとすれば、どうしてもご本人を問いつめ、叱咤激励してしまいかねません。これでは、親御さんがご自分の不安をご本人にぶつけているだけで、まったく逆効果です。まずは親御さんご自身の気持ちを安定させることが先決です。

さて、私は不登校についても、できるだけフェアな発想で向きあいたいと考えています。前にも書きましたが、「不登校」と「病気」とは、無関係な概念です。だからこそ、「健常な不登校」と「病気の不登校」とを想定できるわけです。

「健常」な子どもは治療も必要としませんが、病気としての配慮も必要ありません。「病気」の子どもに対しては、治療と配慮が必要となります。これが私の不登校と向きあうさいの原則です。

ただ、その不登校が健常なものか否かは、最初の段階ではわかりません。いや、実を言えば私は、「完全な健常」も「完全な病気」もきわめてまれであると考えています。どんなに健常に近くても、不登校の状態で不安や焦りがまったくない子どもは少ないでしょう。病気かどうかはともかく、ほとんどの不登校事例が、最初の段階では多かれ少なかれ不安を抱えていることはたしかだと思います。「健常―病気」の間で針がどっちに振れるかは、周囲の対応いかんで決まることもあります。それゆえ、初期対応が重要なのです。

いわゆる「登校刺激」の禁止、という配慮は、こうした不安定さに向けられたものだと私は考えています。ただし私は「登校刺激」の範囲を、かなり狭く考えることにしています。禁止されるべき登校刺激とは、まさに不安と焦燥のために余裕をなくした大人たち（＝ご両親、教師その他）によってなされる、叱咤激励などによる再登校の強要のことです。

言い換えるなら、私は学校の話題にふれることをすべて「登校刺激」とは考えません。そうしたことをすべて教条的に禁止するような姿勢は、むしろ不登校を最初から病気扱いする姿勢につながるのではないでしょうか。

不登校の最初期は、ご両親、ご本人ともに不安が高い時期ですから、冷静な話し合いができません。この時期はたしかに、登校の話題は避けたほうがいいでしょう。早期対応という点から考えるなら、初期段階で親御さんだけが専門家に相談する、ということはあっていいと思います。

「ひきこもり」の場合とは異なり、この時期には、親御さんが相談していることをご本人には伝えないほうが良いでしょう。これはご本人を傷つけないための配慮です。

はじめに親御さんだけが受診して、相談を続けながら家庭での対応改善をはかり、治療を要するか否かの判定をするとともに、必要に応じて介入やご本人の受診するタイミングをはかるようにします。これなら、医療によってご本人が傷つけられる可能性は最小限にとどめられます。相談から受診への流れは、このような形がもっとも望ましいでしょう。

どのような場合に治療への導入を図《はか》るかは、なかなか難しい問題です。基本的に私が治療者としてかかわりうるのは、ご本人ないしご家族に不登校をめぐる強い葛藤が続いており、それがすでに当事者の処理能力を超えていると判断された場合のみです。

具体的には、まず対人恐怖や強迫《きょうはく》症状などの精神症状が著しい場合、家庭内暴力が激しい場合、ひきこもり状態が次第に深まっていく傾向がみられた場合などを一つの目安にしています。当事者に問題解決へのはっきりした意志と動機付けがなければ、そもそも治療関係が成立しないことはいうまでもありません。

ある程度状況が落ち着いてきたら、一度は学校のことを話題にしてみてもよいでしょう。むしろ私は、それが必要であるとすら考えています。もちろん、説得や叱咤激励は論外です。

でも、もし穏やかに話し合えるようなら、早い段階で「行けなくなった理由」「今どんなことが辛いか」「親にどうしてほしいか」などについて尋ねてみてほしいと思います。

もし、ここで行けない理由がはっきりと語られるようであれば、とりあえず親はそれに共感し、それ以上の促《うなが》しはすべきではありません。

ただ、登校、不登校それぞれの場合について、メリットとデメリットをきちんと話し合っておくことはあっていいと思います。

そのさい「率直に言って、親としては登校を続けてほしいと考えてはいる。しかし、決めるのは君自身だ。君が自分で考えて決めたことなら、どのような結論でもそれを支持する」という姿勢を忘れないでいただきたいと思います。

言葉でそのとおり伝えてもかまわないでしょう。ただし、親御さんのほうで気持ちのゆとりがなくて、どうしても「不登校のメリット」が想定できない場合は、こうした話し合いは時期尚早《しょうそう》です。それは途中から、かならず説得と叱責に変わってしまうからです。

なぜこうした話し合いをしたほうが良いのか。今起こっていることを明確にして、ご本人には自分の立場についてできるだけ具体的なイメージを持ってほしいからです。

ただ「そっとしておく」だけでは、コミュニケーションが深まらず、ときには腹のさぐりあいになってしまいかねません。ご本人の気持ちに耳を傾け、あるいは親御さんの率直な心配を伝えることで、できるだけ関係の正常化をはかっておくことは、初期段階では重要なことでしょう。

こうした話し合いが終わったら、あとは受容と待機の姿勢で環境調整を図ることが望ましい。ご本人ができるだけリラックスできる居場所として、家庭の環境を整えることです。

これはけっして「放っておいて好きにさせる」ことではありません。むしろご本人を傷つけない形でかかわりを増やすことです。

具体的にはまず、ご本人がストレスを感ずるような態度や言葉を避けること。会話を中心としたコミュニケーションを十分に行うこと。遊びや旅行などを中心に、ご家族が一緒に時間を過ごせる活動を取り入れることなどが考えられます。

この段階のかかわり方は、基本的にひきこもり事例とさほど変わりませんので、細かい対応方針についてはそちらを参照してください。

4

治療を受ける目安とは

「ひきこもり」治療を受ける目安は

専門家の治療を受けたほうがよいのか、まだ受けなくてもよいのか、その目安になるのは何でしょうか?

不登校の治療はどのようにするのか（一〇三ページ）のところで述べたように、「ひきこもり」の場合も、どのような場合に治療への導入を図るかは、かなり難しい問題です。もちろん対人恐怖や強迫症状などの精神症状が著しい場合、家庭内暴力が激しい場合、ひきこもり状態が次第に深まっていく傾向がみられた場合などが、一つの目安にはなります。

ただ私は、個人的にはもう少し単純に考えています。「ひきこもり」状態があって、それが六カ月以上に及んでいる場合は、かりに他の精神症状が出ていなくとも、ご家族だけの相談を開始したほうがいい。私の判断基準はそれだけです。「ひきこもり」状態だけのものが、治療的介入を必要とする事例に転ずるか否かは、詳細に経過を追わなければ判断が難しい。それともう一点、重要なのは統合失調症（精神分裂病）の鑑別です。

統合失調症と「ひきこもり」の違い（一九四ページ）の項目でも述べますが、この病気のあるタイプのものは、あまり派手な症状が出てこないため、誰にも気づかれずに進行してしまう場合がある、専門家に相談することで、はじめて見えてくる問題というものもありうるからです。

いずれにせよ、最初はご家族のみの相談という段階を経て、必要に応じてご本人も治療場面へと導いていく、という考え方が、もっとも適切だと思います。

「ひきこもり」は怠けなのか

息子の状態を見ていると、「ひきこもり」なのか「怠《なま》け」なのか見分けられません。

「ひきこもり」か「怠け」かという区別は、実は存在しません。もし本書での定義上「ひきこもり」に該当する人について「それは怠けである」とする意見に、私は積極的に反論しようとは思わないからです。

ただ、概念と解決法はセットです。**独り暮らしをさせたほうがよいのか**（『「ひきこもり」救出マニュアル〈実践編〉』）の項目で説明するように、「ひきこもり」をどうしても怠けているとしか考えられないのならば、解決策は家から追い出す以外にないことになります。

ただ、少しだけ注釈を加えておきましょう。もし「怠け」を「いっさい生産的な活動をせずに、平然と無為徒食《むいとしょく》を続けること」と考えるなら、私は自分がかかわってきた事例で、そのような人は、見たことがありません。

表面上そう見える人も、強い引け目、挫折感、劣等感などがあり、内心には深い葛藤を抱えていることがほとんどです。だからこそ、私自身は「ひきこもり」と「怠け」が同一のものとはどうしても思えないのです。

スチューデント・アパシーとの区別は

大学二年の息子ですが、不本意ながら入学した大学にしぶしぶ通っていましたが、今年に入ってまったく行かなくなってしまいました。これはスチューデント・アパシーでしょうか。それとも「ひきこもり」でしょうか？

スチューデント・アパシーとひきこもりはしっかりとした区分はできません。むしろ両者は、重なり合う関係におかれています。もちろんスチューデント・アパシーの場合は、まず「学籍があること」が条件となりますが、この概念をわが国で普及させた精神科医・笠原嘉氏の著作によれば、ほかにも次のような特徴があるとされています。

- 中心は大学生年齢で、男性に多い。
- 無関心、無気力、無感動、また生きがい、目標・進路の喪失の自覚、アイデンティティの不確かさを訴える。
- 不安、焦燥、抑うつ、苦悶、後悔などといった苦痛感をともなわないため、みずからすすんで治療を求めない。
- 自分のおかれている状態に対する深刻な葛藤がなく、その状態からぬけ出そうという努力をまったくしない。
- 自分が異常であるという自覚がないわけではなく、対人関係に敏感で、叱られたり拒まれたりするとひどく傷つく。自分が確実に受け入れられる場面以外は避ける傾向がある。
- 苦痛な体験は内面的な葛藤などの症状には結びつかず、外に向けて行動化される。すなわち、無気力、退却、それによる裏切りなどの行動としてあらわす。暴力や自殺企図などのような激しい行動化は少ない。

- 学業への無関心については部分的なもので、アルバイトには熱中するなどのいわゆる「副業可能性」が高い。
- 優劣や勝ち敗けへの過敏さがあり、敗北や屈辱が予想される場面を避ける傾向がある。

とりわけアルバイトやサークル活動といった副業には力を注ぐという「副業可能性」は、スチューデント・アパシーのひとつの特色でした。しかし最近の不登校学生の様子を見ていると、こうした副業可能性は次第に衰退しつつあるような印象もあります。かつては部分的撤退だったものが、今や全面撤退に近いような形でひきこもってしまう学生が増えつつあるのです。スチューデント・アパシーではなく、いわゆる「大学生の不登校」の増加です。

このような現象は、大学のみならず、大学院生の間にすら目立ち始めているようです。こうした状況から考えると、いまあえてスチューデント・アパシーとひきこもりを区別して考える必要はないと思います。

ご本人にたいする対応も、通常のひきこもり事例に対する場合と同様に考えていただいて問題ないでしょう。

カウンセリングでは効果がないようだが

大学二年生の息子です。大学の相談室でずっとカウンセリングを受けていますが、あまり効果が見られないように思います。このまま様子を見守っていていよいのでしょうか。

カウンセリングについては、ご本人のトラウマや葛藤を解決するうえではメリットも大きいのですが、なかなか積極的な変化につながりにくいという問題もあります。とくに長期にわたるひきこもりについてということであれば、カウンセリングだけでは限界があるように思います。

これにはいくつか理由はありますが、まず、カウンセラーは原則として薬が使えないことです。ひきこもり状態そのものに有効な薬はありませんが、二次的な症状を服薬によって抑えることでその後の対応がずっとしやすくなる場合もあります。やはり薬物も必要に応じて使用できるほうがよいでしょう。

さらに言えば、カウンセリングはその場面での二者関係を軸として治療の流れを組み立てていきますが、ひきこもり事例の治療においては、その次の段階こそが重要なのです。つまり、私の言葉で言えば「集団適応支援」の段階です。ある程度信頼関係が結べたところで、どのように同世代の親密な仲間関係を経験していくか。これはカウンセリングのみでは得難い、しかし必要不可欠な治療過程だと私は思います。

もちろん、そうかといって精神科がつねに望ましいわけではありません。精神科医はたいがい多くの患者さんを抱えて多忙なため、ご本人やご家族とのコミュニケーションが十分にとれないこともあります。

そのような場合は、精神科医とカウンセラーが連携しあって治療関係を作り、さらにその先のグループカウンセリングやデイケア、自助グループなどにつないでいくという流れが作れれば、もっとも望ましいと私は考えます。

治療を受けなくても改善するか

娘がひきこもっていますが、親戚の者から「親が甘やかしているからだ、病気じゃないんだから精神科になんか行く必要はない」と反対されました。治療を受けなくてもよくなっていくことはあるのでしょうか?

「ひきこもり」事例については、「治療」であれ「支援」であれ、ご家族以外の第三者からの、何らかの介入なしでは社会参加は困難である、というのが私の考えです。詳しくは**「ひきこもり」は治療されるべきか**（八〇ページ）の項目を参照してください。

ひきこもり状態にある人ときちんと向き合うことは、難しいことです。頭ではわかっていても、どうしても「許せない」と感じてしまう人は多いことでしょう。一〇年以上もつきあってきた私ですら、「甘えているだけじゃないか」「ご両親に責任転嫁しているだけじゃないか」とつい考えたい誘惑に駆られることがあります。

まして、苦労して一家を支え、お子さんを育ててきた親御さんにしてみれば、ひきこもっているわが子をみて、反射的に不安や怒りを感じてしまうのは無理もないことでしょう。

ひきこもりシステム（八三ページ）のコラムでも述べましたが、ご家族だけで問題を抱え込もうとすることは、事態をますます悪化させます。少なくとも、はっきりと言えることは、ご本人ひとりの努力やご家族の叱咤激励だけでは、ひきこもりから社会参加に至る可能性はきわめて低い、ということです。

ごく初期の場合を除いて、ご家族のなかだけの努力では、どうしても限界があります。くれぐれも抱え込みすぎないように注意して、治療・相談の方向を検討してみてください。

本人に自覚させるにはどうしたらよいか

息子のことを知人に相談したら、「ひきこもり」ではないかと言われました。このことは、本人に伝えて自覚させたほうがいいのでしょうか。

どのような状況であるかにもよりますが、本書での社会的ひきこもりの定義に該当するような生活をされているのでしたら、たしかにそうかもしれません。

ただ、そのことをご本人に「自覚させる」必要はないと思います。おそらくご本人は、とうに自覚している可能性が高い。ご自分を「ひきこもり」と思わないまでも、現状のままでは絶対にまずいという自覚はお持ちのはずです。問題は、そうした気づきや自覚をご両親と共有できていない点で、これはやはりコミュニケーション不足が原因でしょう。

ですから、この問題でご本人を説得したり、あるいは議論しようとしてはいけません。ましてひきこもりの記事や本を読ませようなどと試みることは禁物です。私がお勧めしたいのは、むしろ親御さんからはっきりと「心配している」ことを伝え、あとは親御さんのみで通院と相談を開始してしまうことです。

そして必要とあらば、専門家の指示にしたがって介入することが望ましい。治療への導入方法については、**通院に向けての上手な誘い方**（二五九ページ）の項目を参照してください。

宅浪三年目の息子、放っておいてよいか

二一歳の次男は宅浪（自宅浪人）三年目になります。「来年こそは国立大学に合格できる」と常に言っています。「そうなの」と答えていますがそれでいいでしょうか？

浪人生活の場合は、私はご本人と話し合ってタイムリミットを設定することをお勧めしています。つまり「何浪まで考えているか」ということです。たとえばあと二年だけ受験に使わせてくれとご本人に頼ませて、それを受け入れることが可能な状況でしたら、とりあえずそのように設定して、それを厳密に守らせる。後に述べるお小遣いの場合と同じ対応です。

ただ本当は、自宅学習のみで受験に成功する可能性はきわめて低いと思います。可能であれば予備校に通ったり模試を受けたりすることも勧めておくほうがいいでしょう。ご本人はひとつは遠慮から、もうひとつはプライドから、いずれも拒否することが多いのですが、受験という現実的な目標を前にして、なりふりかまってはいられません。まずは模試を受けて、その結果でご自分の立ち位置をしっかりと認識するところから出発するべきでしょう。その覚悟がなければ、受験はひきこもり長期化の口実と化してしまう可能性もあります。

一般に浪人生活は長引くほど成績は低下するというのが常識のようで、長期化するほど焦りから泥沼化していくものです。だからこそ、受験の機会についてはきちんと枠組みを設定するべきでしょう。ただ、もし思うように勉強ができなかった場合、とりあえず受かりそうな大学に潜り込んで、あとは「仮面浪人」するという手もあります。これは、ともかく所属を確保するという視点からも考えてよいことだと思います。また、受験に失敗しつづけても、とりあえず学籍は残るという点でもメリットがあるでしょう。

「仕事をせず一生家にいる」と言う

人間関係がうまくいかず退職して半年が過ぎました。「もう仕事はしないで一生家にいる」と言いますが、本気でそう考えているようにも見えません。技術を身につけるよう講座なども勧めてみますが、「外に行くのはいや」といって人の意見を聞きません。

残念ながら、親御さんの意見というものは、言えば言うほどご本人をかたくなにしてしまうものです。その内容が正しいかどうかという問題ではありません。「親がそれを勧めるからこそ、それだけはしたくない」という感じ方があるわけです。

そういう意味では、あまり具体的すぎるアドヴァイスは、ご本人の可能性をかえって狭くしてしまうと思います。ご本人はご指摘のとおり、もちろん仕事もしたいし友達もほしいのです。ただ、ご両親の思惑《おもわく》とは別に、自分なりに何とかしたいという気持ちが強いと思います。

それゆえ、ご両親にできることは、ご本人向けには安心してくつろげる家庭環境を作ることと通院へと誘うこと、そして対外的には、治療相談に通いつつ、情報収集をしておくことでしょう。

就労支援にはどのようなものがあるか、ひきこもりの社会資源は利用可能か、福祉制度はどういった利用が可能か、などについて、もしご本人に尋ねられたら回答できるように、情報を集めておいていただきたいと思います。

そのうえでご両親は気楽な世間話に終始し、ご本人はもし通院までが可能になったら、活動への促しは担当医に一任したほうがよいでしょう。

家族関係は良好でも治療の必要はあるか

専門学校を途中でやめてひきこもっている二三歳の息子です。毎日買い物に出かけたり、一緒に夕食を作ったり、会話も結構あり、楽しく暮らしています。自分は他人のことなど怖くないと言うのですが、将来の話などになると部屋に閉じこもってしまいます。こんな状態でも病院に行く必要があるでしょうか?

息子さんの状態は、平均的なひきこもり事例のなかでは症状が軽いほうであると思われます。しかし、この問題の難しいところは、「軽症」事例のほうが対応が難しかったり、時間がかかってしまうことがある、という点です。その意味では現在の状況も必ずしも安心できる状態とは言えないかもしれません。

すぐご本人を病院に連れて行くほどの緊急性はもちろんありません。しかし、親御《おやご》さんだけでも専門家の相談を受けておくほうがよろしいかとは思います。

もちろん、そのことはご本人にもオープンにしつつ、通院のルートだけはきちんと確保しておくことです。

そのぶん、自宅での会話では不用意に将来の話はしないほうがよろしいでしょう。本人自身、いちばん不安や劣等感を刺激されやすい話題ですし、この話題から口論などに発展すると、時には暴力に発展したり、親子関係が非常に気まずくなってしまいがちです。できるだけ話題は無難なものを選びつつ、治療相談についてのみ、あえてご本人の意向に反してでも続けていただければと思います。

現実とのギャップにいらだつ娘

二一歳の娘は通信制高校のスクーリングや買い物に行ったりして「ひきこも

り」の自覚はありません。しかしうまくいかない現実とのギャップにいらだっているように見えます。人とのかかわりの訓練という治療が必要だということをどうすれば理解させられるでしょうか?

ご本人の状態は、私の定義上からも「社会的ひきこもり」とは言えません。まだひきこもり状態かどうかもはっきりしない段階で、無理にひきこもりの人向けの対応を押しつけることは、さまざまな危険をはらんでいます。

対人訓練の必要性を理解させたいとのことですが、この年齢の方に親御さんの意向でなにかをさせる、あるいはわからせるという方向付けをすることはきわめて困難です。少なくとも、説得や議論ではぜんぜんだめです。

そもそも親の「かくあるべし」というイメージを子どもに押しつける試みは、少なくとも思春期以降は通用しないでしょう。思春期を過ぎたら「しつけ」が効かなくなることと同じことです。

どうしてもご心配なら、わずかでも可能性のある方法はたった一つです。まず親御さんが率先して「やってみせる」ことです。失礼ながら、ご両親は現在、十分な対人関係をお持ちでしょうか。もし十分でなければ、そのような立場の方の言葉には、あまり説得力がないのではありませんか。

対人関係を持つことの楽しさ、素晴らしさを伝えたければ、なによりもご両親が身をもってそれを実践してみせることです。それができれば、ご本人の気持ちにも何らかの影響をもたらすことが可能になるかもしれません。

小遣い程度は稼ぐが「ひきこもり」か

三〇歳の長男です。大学卒業後数年間ほどは会社に勤めたのですが、転勤をきっかけに自宅にひきこもるようになって五年が経ちました。インターネットの株取引で小遣いを稼ぎ、家にも二万円ほど入れてくれます。このような人も、やはり「社会的ひきこもり」というのでしょうか。

私が「ひきこもり」と呼ぶケースは、定義をみていただければおわかりのように、病的か否かに関係なく、「親密な対人関係」以上の社会参加をしていない状況を指しています。ご本人の置かれている状態は、その意味では微妙なところだと思います。

いかなる意味でも病気とは言えませんが、いくら経済活動をしているとはいえ、そこにはほとんど他人との直接のかかわりがありません。いますぐ問題とみなすことはできないまでも、将来こうした生産性が維持できなくなったときどうなるかが懸念《けねん》されます。

いずれにしても、「ゆとり」に乏しく、調子を崩《くず》したときに大きく転ぶ可能性は否定できません。もっとも、ある程度このような形で適応してしまうと、治療に結びつけるのは困難ですし、まだ治療への促しもすべきではないでしょう。

いまはとりあえず、家族関係を良好な状態に保ちつつ、経過をみてください。あるいは、どうしてもご心配でしたら、ご両親だけの相談をはじめておいてもよいかもしれません。これはあくまでも、調子を崩《くず》したときのフットワークを軽くしておくためです。

「ひきこもり」と活動が半年おきの息子

ひきこもって九年になる二四歳の長男です。ひきこもって三年目の春から、自分で見つけてきた英会話教室や歌のレッスンに行くようになりました。

しかし半年ほど頑張って行くと、その後また半年ひきこもる、という繰り返しが続いています。このままいつものように息子が動き出すのを待っていてよいのでしょうか?

ご本人は、かなり自助努力のエネルギーが高い方のようですね。私は、こういう方はご本人の意向を最大限尊重して、ご本人のしたいようにさせることを基本に考えるべきであると思います。

ただ、待つだけではなかなか変われない場合もあります。ご本人の場合も、焦りばかりが先行して、なかなか実質的な活動にまで至っていない感があります。

ひょっとすると、能力を高めるほうにばかり関心が向いていて、人間関係を持つことの大切さは忘れ去られているのではないでしょうか。そうだとすれば、いずれそうした方向付けも必要になってくるかもしれません。ただ、こうした働きかけは、ご家族が直接されると単に反発しか返ってこないということもあり得ます。

やはり経過を見ながら、難しそうであれば治療的に介入するといった判断も必要になってくるかもしれません。その準備期間として、さしあたり親御さんだけの通院・相談ははじめておかれてもよいのではないでしょうか。相談を継続しつつ、常に介入のタイミングをはかることが望ましいでしょう。

軽症例でも治療を受けたほうがよいか

三〇歳の息子は、家庭での日常生活はまったく正常です。とりたてて症状もなく、会話もよくしています。そんな生活がもう一〇年近く続いています。ほかのお宅の場合と比べても軽いほうだと思うのですが、そのぶん長期化しそうで不安です。どこからとりかかればいいでしょうか?

日常生活がまったく正常ということですが、これは強い精神症状もなく、会話も十分に可能で、ひきこもり状態だけがあるということですね。たしかに私の経験でも、精神状態が軽いケースほど、治療的な対応が難しいという実感はあります。

これは推測ですが、おそらく日常生活が普通にできるということは、ひきこもっている状態に対する葛藤が、比較的小さいということなのかもしれません。

そうだとすれば、さほど自分の状態に問題意識が持てなかったとしても当然といえるでしょう。そのぶん治療機関や相談に行く動機付けは弱いため、なかなか治療・相談ベースにのりにくく、社会参加に至る時期も遅れがちになります。

ただ、ほかの項目でも述べてきたように、人を行動へと動機付けることはきわめて困難なことです。ご本人の場合、日常生活や会話は正常に保ちながらも、少しずつ治療に向けていく必要がありそうです。

ただし、もちろん説得や議論でもっていくのは禁物で、それではせっかく作り上げた良い関係を壊してしまいかねません。これまで繰り返し述べてきたように、まずはご両親が相談に通いつつ、ご本人を少しずつ誘導していく形になるでしょう。

それに対してご本人が不快感や怒りを募《つの》らせたりするかもしれませんが、**親の通院を本人はどう思っているか**（二五三ページ）の項目で述べるように、対応の基本として「九割の肯定と一割の葛藤」というあたりを心がけつつ、治療相談への誘導《ゆうどう》を試みていただきたいと思います。

あくまでも現在の良好な家族関係の保持を最優先としつつ、しかし治療や相談については、親御さんの側が主導権を持ってご本人を誘導されることをお勧めします。

以上のような働きかけのほかに、場合によっては念頭に置いていただきたいテーマとして「タイムリミット」の問題があります。こちらは**ひきこもって一五年、どうしたらよいか**（『「ひきこもり」救出マニュアル〈実践編〉』）で詳しく解説しますので参照してください。

「今のままでいい」と言う息子

強がりかもしれませんが、本人は今のままでよいと言っています。どうやって治療に参加させていったらよいのでしょうか？

両親とのコミュニケーションが不十分な場合、ひきこもっているご本人が言うことは、ほぼ決まっています。つまり「自分でなんとかするからほっといてくれ」、もしくは逆に「このまま親の世話になって生きていく、親が死んだら自分もそれまで」などといった言葉です。

こうした言葉は親御さんにとっては辛《つら》いものですが、しかし、それを言葉どおりに受け取る必要はありません。もちろんご本人は本気でそう言っているのですが、かといって、常にそういう気持ちでいるわけではないのです。「なんとかしなくては」という焦《あせ》りはあるのですが、親御さんにあまり干渉されたくないがために、そういう予防線を張らざるを得ないのです。

そうした言葉を文字どおりに受け止めて、治療を先延ばしにすることはお勧めできません。**治療を受けなくても改善するか**（一一六ページ）の項目でも述べたように、ひきこもった状態から、まったく自力だけで社会参加に至ることは、きわめてまれなことです。

私は、たとえご本人が希望しなくても、親御さんにはそれを心配したり、自分たちだけで治療相談を受けに行く権利があると思います。ですから、まずは親御さんだけでも治療機関に相談に通われることをお勧めします。そしてご本人に対しては、**通院に向けての上手な誘い方**（二五九ページ）の項目などを参照しつつ、参加を促しつづけていただきたいと思います。

5

治療者の選び方

「ひきこもり」の相談はどこでしたらよいか

精神科医、カウンセラー、民間の支援団体など、さまざまな立場の人がいて混乱します。どこに相談すべきでしょうか?

「ひきこもり」の解決は、けっして医療によってのみ可能というわけではありません。関係する人だけでも、医師、臨床心理士、ソーシャルワーカー、保健師、教師、スクールカウンセラー、児童相談所職員など、さまざまな立場がありえます。これに民間の支援団体などを含めると、関係者、関係機関は現時点でもそうとうたくさんあります。

どういった場所で相談もしくは治療を受けるかについては、実際にそこに行き、相談をしてみたうえで決定するしかないでしょう。もし、あまり回り道をしたくなければ、やはり事前に情報を十分に収集し、複数の治療・相談機関を比較検討したうえで数カ所に絞り、ひととおり相談に行かれることをお勧めします。

ただ、残念ながら、どうしても当たりはずれがありますから、その意味からも最初はご両親のみで相談に行き、治療者や支援スタッフと信頼関係が築けそうならご本人も誘う、という形が望ましいと思います。

よく「ドクターショッピング」はいけない、といわれますが、複数の機関に一回ずつ相談してみるというのは、いわばウィンドーショッピングのようなものです。「ひきこもり」のように、専門家の間でも意見が十分に統一されていない問題については、何度か「お試し」をしたうえで、ご自分に合った場所を選ぶのがいいでしょう。

それでも皆目見当がつかない、という方には、とりあえず私は医療機関をお勧めします。これは医療機関がもっとも信頼性が高いからではありません。理由は三つあります。

第一には、コストの問題。なんといっても健康保険が使えるというメリットは大きいと思います。これに通院医療費公費負担制度（いわゆる「三二条」＝精神衛生法第三二条、現在は「障害者自立支援法」）を組み合わせれば、自治体にもよりますが、診療・処方・デイケアなどのサーヴィスを、ほとんど無料で受けられることもあります。民間団体が暴利をむさぼっているとは思いませんが、保険制度が適用できない以上は、どうしても費用がかさんでしまうことは仕方がないことです。

第二には、カヴァーできるサーヴィスの範囲が広いこと。外来での処方・カウンセリング・デイケアなどはもとより、グループカウンセリング、作業療法、その他のやや特殊な治療法、あるいは家族会を持っている病院もあります。また、不穏状態などの緊急時には入院治療を受けたり、それほど重篤《じゅうとく》でない身体疾患であれば、そちらの治療も同時に可能です。

第三には、治療行為についての説明責任がはっきりしていること。診断名、治療方針、処方の内容、場合によってはカルテの中身など、医師は患者さんに問われれば、きちんと答える義務があります。こうした責任は、医師以外には義務づけられていないので、もっぱら支援スタッフの良心を信ずるほかはありません。

民間のひきこもり支援団体は、はっきりした実態を知らないので断定的な評価は差し控えますが、私はけっして、そうした活動を過小評価しているわけではありません。私自身、患者さんに、治療と並行してそうした団体の支援を受けるように勧めることもあります。

ただ、後で述べるように、治療という水準で考えた場合に、いささか危惧《きぐ》を覚えるような対応をしているところもあり、そういったところはいかに有効であれ、私自身はお勧めする気になれません。こうした支援団体のあり方については**社会的サポート**（『「ひきこもり」救出マニュアル〈実践編〉』）の章も参照してください。

医師の「ひきこもり」認知度はどうなのか

地元の精神保健福祉センターに相談に行ってみましたが、あまり「ひきこもり」のことは詳しく理解していないようです。精神科医の間で、「ひきこもり」の認知度は高まっているのでしょうか？

私が知る限り、精神科医が一般的に読むであろう主要な専門誌は、そのほぼすべてが昨年までに一度はひきこもり特集を組み、あるいはひきこもりに関する良い論文を掲載していると思います。

また、**政府のひきこもり対策**（五六ページ）の項目でもふれましたが、二〇〇一年五月に厚生労働省がひきこもりへの対応策を暫定的にまとめたガイドラインを全国の精神保健福祉センター・保健所・児童相談所等に配布しています。以上のような動きを受けて、精神科医の間でも、徐々に認知度は高まっていると思います。

ただ、これは私の責任もあるかもしれませんが、この問題がマスコミ先導で広がってしまった経緯などから、なかばアレルギー的にひきこもり事例の診察を拒否したり、否認したりするような医師も存在することは事実です。

とりわけ統合失調症を中心とした本来の精神医学の対象に真面目に取り組んできた信頼できる医師のなかにも、そうした傾向が見受けられるのは残念なことです。

ですからこの点は誤解しないでいただきたいのですが、「ひきこもり」を診療しないからといって、その医師が不勉強であるとか誠実ではないということにはなりません（ただもう少し、時代の要請というものに寛容であってほしいとは思いますが）。

しかし私の予測では、この問題はけっして一過性の「自分探しブーム」で終わるようなものではありません。

今後さらなる調査と研究報告が重ねられることで、こうした保守的な体質の精神科医にも、徐々に認知が浸透し、具体的な対応策が講じられるものと、かなり楽観的に考えています。

ネット治療の可能性は

インターネットによる治療・相談も受けられるでしょうか。将来的な可能性はどうでしょうか?

これは、電子メールや掲示板を利用したカウンセリングのことですね。専門家による、こうしたインターネット上のサーヴィスは、アメリカなどではさかんにされているようです。また、個人でされている方の話も聞いたことがあります。ただ日本では、専門の支援機関としては、まだ存在しないと思います。

私自身についていえば、本人へのサーヴィスについては、直接の面接以外での治療・相談は考えていません。これにはさまざまな理由がありますが、ひとつだけ挙げておくなら、メディアを通じてのみの関係は、ある程度以上はけっして深まらないと考えるからです。

治療においては、まさに「治療関係」いかんで成否が決まることもあるわけで、関係性があらかじめ制約されていては、労のみ多くして実り少ない結果にならざるを得ないでしょう。

ただし、親御《おやご》さんからの相談については、現在、有料の手紙相談、電話相談で応じています（二〇〇二年当時。現在は「家族会」で対応しています。詳細は青少年健康センターへお問い合わせ下さい）。発想としては同じことなので、メール相談もすぐにでも可能なのですが、残念ながら、ひきこもり事例の親御さんたちは、パソコンを使用されていない方が多いようなのです。ときどき呼びかけてはいますが、ほとんどそうしたメールは受け取っておりません。こちらについては、今後、ニーズがあれば、それに対応できるような態勢を整えていくことも検討したいとは考えています。

精神科医の選び方の基準

精神科医はどのような基準で選んだらよいのでしょうか？

大まかにいって、まず「思春期事例（不登校など）の経験があること」「両親だけの相談にも応じてくれること」さらに「通院の便が良いこと」という三つの点は重要と思います。

「ひきこもり」ではなくて「思春期事例」という言い方になるのは、まだ精神科医の間でも「ひきこもり」の認知度が十分ではないためです。私の考えでは、通常の思春期事例に対応可能な治療者は、「ひきこもり」にも、十分、治療的にかかわりうると思います。

そのさい治療者が「ひきこもり」の概念を認めているかどうかには、あまりこだわらないことです。ひきこもっている事例を対人恐怖症や強迫性障害などの診断で治療することは、けっして不適切なことではありません。また、必ずしも以上の条件を満たしていなくても、信頼関係を築くことが可能な場合はあり得ます。これらはあくまでも目安であって絶対条件ではありません。

はじめの二つについては説明不要と思いますが、些細《ささい》なようで「通院の便」ということも、たいへん重要な要素です。治療にはしばしば年単位で時間がかかりますから、あまり遠方の病院を選んでしまうと、はじめのうちこそ遠距離をものともしない意気込みで通っていても、次第に通院が苦痛になるものです。

親御さんはもとより、さして当初は乗り気ではないご本人にとって、ただ遠いというだけでも、通院拒否の理由にはなり得ます。また、緊急時の対応も、遠い病院では不可能です。とりわけ入院を要するような問題が生じた場合には、地元病院のネットワークが活用できなければ、ご家族が一から探すしかありません。また、地元の社会資源にどんなものがあるかも、地元の治療者でなければ十分にはわかりません。

ただし、かりに病院が家のそばにあったからといって、近ければ良いというものでもありません。近すぎれば、今度は近所の視線が気になって、ご本人がたいへん通いづらくなることが多いのです。理想的には、近所と言うほど近くなく、ただし電車やバスなどを用いるとしても、ほぼ一時間以内で通院できるところが望ましいでしょう。

次に治療機関についてですが、著者『社会的ひきこもり』にも書きましたが、大学病院はあまりお勧めではありません。

医局人事で担当医がしょっちゅう変わる、指導医がいるとはいえ、担当医は下手をするとご本人よりもずっと若い研修医が当たったりする、医学生が実習で見学に来る、診療時間が十分とは限らない、などなど、安心して受診するためには条件が思わしくありません。もちろん鑑別診断やセカンド・オピニオンといった場合には、大学の専門性も有用ではありますが。

病院を探す場合には、最寄りの保健所に相談するのがもっとも簡単でしょう。私が著書を出版した当時よりも、ガイドラインの配布などによって、保健所や精神保健福祉センターの利用価値は格段に向上しています。なかには、センターそのものが相談に応じてくれる場合もあります。

うまく見つからない場合は、全国精神障害者家族連合会（全家連）が出している「全国社会資源名簿」（絶版ですので、図書館などで捜してみて下さい）という資料で調べる方法もあります。各地域ごとに信頼できる精神科の医療機関や、家族会などの社会資源が網羅されています。

また、電話帳で探すという素朴な手段も、案外馬鹿にできません。ことに新しく開業した個人クリニックや診察所を探すさいには、有効な手段だと思います。

これはと思うところがあったら、まず電話で問い合わせてみることです。そのさい「思春期事例は扱っているか」「当面は本人が行けないが、両親のみでもかまわないか」という二点を確認しておきます。最低でもこの二点は外せない条件です。また、電話での問い合わせに応じてくれないようなところは、最初から候補から除外してかまいません。

本や新聞などのメディア経由で知り得た医師を選ぶことは、あまりお勧めできません。ささやかながら私も著書を出すなどして、メディア経由で選ばれる側に立ってみると、治療の質がだんだん下がりつつある実感に驚かされます。診療する患者さん数が増え、診療時間以外の余白の時間が減り、かかえる仕事の幅が広がりすぎたためです。

もし私自身が患者だったら、今の私に診てもらいたいとは思わないでしょう。特異な治療法で有名になった医師の場合は別かもしれませんが、ただ単にメディアへの露出度が高いというだけで治療者を選ぶことは、後で後悔する可能性が高いように思います。

「心療内科」や「カウンセリング」については、「ひきこもり」をどのように扱うか、精神科以上に混乱があるように思います。一概に否定するわけではありませんが、やはり、まずは親御さんが先に相談に行って感触を確かめ、それからご本人を誘導するというふうに進めたほうがよいでしょう。

最近の事情として、通院先を決める場合には、書籍よりはインターネットの掲示板情報などのほうが有用かもしれません。書籍はどうしても有名病院、大学病院などを中心とした無難なラインナップの紹介に終始しがちですが、精神医療ユーザーのホームページや掲示板情報などをこまめにチェックしておくと、地元の病院ではどこが評判がいいかということがわかる場合があります。いわゆる「口コミ」的な長所が期待できるでしょう。

もちろんなかには根拠のない誹謗中傷なども書き込まれており、情報源として信頼性が高いとは言えませんが、複数の情報源にあたるという前提ならば、それなりに参考にはなるかと思います。

信頼できる医師とどう出会うか

信頼関係が築かれることが最も重要とのことですが、そのような先生に出会えるまで、試行錯誤するしかないのでしょうか?

ひきこもりの治療において、安定した信頼関係は治療の七、八割を占めていると私は考えています。そういった医師に出会うまで「試行錯誤」は必要かもしれませんが、ただし、妥協も必要です。あまり何度も治療者を替えていると、どうしても医療不信に陥りがちです。

治療において「出会い」はたいへん重要ですが、そこには偶然的な要素も大きく働きます。「出会い」だけに依存するのでなく、時間をかけて信頼関係を築き上げていく努力も大切だと思います。

どのようにして自分にあった医師を探すかについては前の項目、**精神科医の選び方の基準**に書きましたので、ご参照ください。

6

「ひきこもり」の治療とは

「ひきこもり」はどのように治療するのか

「ひきこもり」の治療とは、具体的にはどういう内容なのでしょうか?

「ひきこもり」事例の治療は、まだその方法論が確立されているとはいえず、専門家の間でもさまざまな方法論が提出されていて一概にはいえません。

ただ、この問題については、これまで繰り返し述べてきたように、原因や成り立ちがきわめて複合的であり、たった一つの方法論のみで解決に至るとは考えにくいのです。おそらく訪問指導からカウンセリング、薬物療法、家族療法など、さまざまな方法論を折衷《せっちゅう》的に組み合わせて洗練していく方法になるだろうと思います。

こうした前提のうえで、現在私が行っている治療の流れをご紹介しておきましょう。

私による治療は、おおまかにいって三段階あります。まず(一)**家族相談**、ついで(二)**個人療法**、最後が(三)**集団適応支援**という流れです。それぞれについて、以下に簡単に説明します。

まず(一)家族相談ですが、ご本人が最初から治療に来ることは滅多にありませんから、最初はどうしても家族相談を続けることになります。ときには何年にもわたって、ご本人不在のままご家族との面接を続ける場合もあります。

ただ現在も、ご本人不在では治療にならない、と相談の継続を断る治療者もいます。私はそうした姿勢も一定の見識のもとでなされている場合には尊重したいと思いますが、単に「門前払い」的に言われているような印象もなきにしもあらずで、残念に思っています。少なくとも「ひきこもり」事例の治療については、ご両親のみの相談でも受ける姿勢がなければ対応できないからです。

不登校の治療はどのようにするのか（一〇三ページ）の項目でも述べたように、思春期の問題は一般的に言って、ご本人が受診する前にご家族だけの相談を続ける意味は非常に大きい。一般に治療というものは、単純なものから複雑なものへ、影響の小さいものから大きいものへ、間接的なものから直接的なものへと進めることが原則です。ひきこもりのように、病気かそうでないかを判定するのが難しい問題については、いきなりご本人を受診させて病気のレッテルを貼ってしまうよりも、まずご家族から間接的に情報を得て、受診や介入のタイミングや方法を練ることのほうが意味があるでしょう。

また、この段階で家族に正しい（と思われる）対応法を指導することで、親子関係の改善をはかることができます。「ひきこもり」事例の場合、しばしば何年間も親子の断絶状態が続いている場合があり、こうした状態は家族指導のみでも改善できるからです。

親子関係にかぎらず人間関係の葛藤には、ケースごとに個別にしか対応できない部分と、ありがちな誤解のパターンによって生じ、それゆえ一般論として解決策を提示しうるような部分とがあると私は考えています。

こうしたパターン的な部分については、マニュアル的に対応できます。基本的な誤解を訂正するだけで、親子関係が改善する例もずいぶんあるのです。このような間接的指導によって、ご本人が受診することなく状況が改善すれば、それがいちばん望ましいと私は考えています。

このように書いてしまえば簡単ですが、実はこの段階が一番エネルギーの要るところでもあります。相談の中で、しばしば治療者の考え方が、ご両親の価値観や倫理観と対立することが多いからです。どうしてもわが子の状態を「怠《なま》け」としかみられないお父さんの見方を変えてもらうだけでも、そうとうな手間と時間がかかります。ある意味、この段階がうまくクリアできれば、治療の五〇%くらいは成功と考えてよいと私は考えているほどです。

親子関係が改善すれば、それだけで社会参加へと進む場合もありますし、本当は治療を求めている場合は、進んで治療場面にやってくることもあります。私は往診をしませんので、この段階は、ご家族を通じてご本人に働きかけ、通院を促す段階でもあるわけです。具体的な促し方については、**通院に向けての上手な誘い方**（二五九ページ）の項目を参照してください。

（二）の個人療法ですが、こちらについては、語るべきことはそれほど多くありません。私の面接は、予約制で時間が限られていることもあり、一人当たり最大一五分程度が限界です。それだけの時間で深く複雑な面接などできるはずもありません。ただ、私はそれでも十分に治療的な意義はあると考えています。

ひきこもりの青年たちにとっては、定期的に外出して他人と会って話をする、それだけのことが意味を持つと考えるからです。結局は雑談や近況報告に終始することが多くなりますが、一定の信頼関係さえ結ばれれば、この段階での目標は達成できたと考えることにしています。

この段階では薬も使用することがありますが、これについては**薬物療法についてどう考えたらよいか**（一八二ページ）の項目を参照してください。

（三）集団適応支援の段階は、治療の最終段階です。**「ひきこもり」治療のゴールとは**（一五四ページ）で述べるように、治療の最終目標は、親密な仲間関係の獲得です。そのためには、デイケア活動やたまり場、自助グループなどを活用して、同じ問題を抱えた仲間同士が出会う場所が必要となります。こちらについて、詳しくは**社会的サポート**（『「ひきこもり」救出マニュアル〈実践編〉』）の章を参照してください。

原因がわからなくても治療は可能か

「ひきこもり」になった原因を究明しなければ、適切な治療方法を考えることにも無理があると思いますが、いかがでしょうか？

通常の疾患であれば、もちろんご指摘のとおりです。ただ、「ひきこもり」は、単純に疾患《しっかん》として考えることすらできないところに難しさがあります。それは社会病理や家族病理を巻き込んでおり、それぞれのレヴェルにそれぞれの原因があります。

もしそうだとすれば、社会を変えなければ治療ができないことになってしまいますが、そんなふうに悠長《ゆうちょう》に構えるわけにもいきません。

ただ、精神科の治療というのは、実はそのかなりの部分が「対症療法」です。たとえば統合失調症は、いまだに原因不明の疾患ですが、しかし抗精神病薬の登場で、かなり治療成績が向上しました。

こういった点から考えても、原因究明にエネルギーを注《そそ》ぐよりは、適切な対応によって一歩でも治療を進めるほうが有益な場合もあると私は考えています。

「原因究明」には、別の問題もあります。それがしばしば「犯人捜し」の論理にすり替わってしまうことです。「母親の育て方が悪かった」「父親のかかわり方がよくなかった」といった不毛《ふもう》な議論は、むしろ反治療的ですらあります。

しかし、時には専門家までもが、せいぜい仮説にすぎないこうした原因論を、あたかも事実であるかのように家族に宣告する場合もあり、たいへん残念に思います。

原因を知ることはもちろん重要ですが、しかし原因究明を徹底しなくても、治療はかならずしも不可能ではないということを、あらためて強調しておきましょう。

私が「ひきこもりシステム」を想定しているのは、ひとつはこうした「犯人捜し」をやめるためです。

なぜならシステム論とは、システムの構成要素と作動の条件さえわかっていれば、原因を考えなくても「説明」を可能にしてくれる理論だからです。

「ひきこもり」治療のゴールとは

「ひきこもり」事例の治療は、どのようなゴールを目指すべきでしょうか？

私は「ひきこもり」事例の治療において、一般に考えられがちな「就労」をゴールとは考えていません。

それは必ずしも、就労が困難であるためではありません。むしろ、ただアルバイトに出るだけなら、そんなに難しい課題ではありません。それよりも、治療の目標として優先されるべきは、対人関係です。私はさしあたり、治療のゴールを「親密な対人関係を複数持つこと」に設定しています。

より具体的には、最低三人の友人がいれば申し分ありません。なぜ「三人」なのでしょうか。もし一人だけだと「この人は特別な人だ」と思ってしまい、それ以上広がりにくくなりがちです。また友人が二人だけだと、三者関係というのは不安定になりやすいので、関係が長続きしにくいように思うのです。

「就労」をゴールにしないことには、ほかにも理由があります。医療行為は、社会的価値判断から可能な限り自由であることを目指すべきでしょう。

医療とイデオロギーを完全に分離しうる、などと主張したいわけではありません。その不可能性をふまえたうえで、しかしその方向を目指しつづけることが重要なのです。

その意味で「ひきこもり」の治療と、「働くことは人間の義務である」あるいは「自分の食い扶持《ぶち》は自分で稼ぐべし」といったレヴェルの価値判断とは、できるだけきちんと分離しておきたいのです。

ならば「対人関係を持つべし」も価値判断ではないか、という反論もありうるでしょう。たしかにそうかもしれません。ただ、医療は基本的に、人間が健康に生きることを支援するためにあるわけです。その意味では「人間は健康であるべし」という価値判断から、すべての医師は自由にはなれません。

たとえば精神科医は、患者の「自殺する自由」をけっして認めません。精神保健指定医には、自殺未遂をした患者を強制的に入院させることが許されています。これは「生命の危険は強制的手段をもってしても回避されるべきである」という、医療の側の価値判断が、さしあたり社会的合意を得られているからでしょう。

「就労していないこと」が直接に精神を失調させることはまれです。それゆえ、あえて就労しない「だめ連」的な生き方も、私は評価しています。しかし私は「家族以外に一切の対人関係を持たないこと」が著しい病理性につながっているとしか思えないような事例を数多く診てきました。そうした個人的な経験を根拠として、私は「人間は家族以外の対人関係を持つことが望ましい」という価値判断を下し、それを強制することはしませんが、自らの治療のゴールとして設定しているのです。

これを反証するような医学的根拠が提出される時まで、私はこの価値判断に依拠《いきょ》しつつ、治療行為を続けることになるでしょう。ちなみに「だめ連」の人たちも、就労は否定しつつも、仲間同士が「連帯」することにはきわめて熱心であることを付け加えておきます。

私の「社会参加すべし」という価値判断は、時にファシズム的なものとして批判されることもあります。ここでちょっとだけ反論しておくなら、ファシズムかそうでないかは、ひとまず「社会参加」がなされた後に下されるべき判断でしょう。

もちろん「反社会」も社会参加であるのは当然のことです。ひきこもりは非社会的行動であり、批判する側がよく使う「ひきこもるという形で社会参加している」という表現は、社会学的には正しくとも、臨床上は不毛な言葉遊びでしかありません。

この種の議論を突き詰めていくと、「人間が健康に生きる」ことを事実上強要している医療の制度もファシズムである、というところまでいくでしょう。

そうした議論がまったく無価値とは思いませんが、どうせやるなら、議論の水準と論理的な一貫性をもう少し向上させてからにしてほしい。それが私の、ささやかな願いです。

•だめ連とは——就職しない（できない）、異性とつきあえないような自称「だめ人間」の若者たちが、だめをこじらせずに生きていけるよう交流すべく一九九三年に結成された団体で、月一回の交流会やミニコミ誌の発行、イベントや他団体との交流も盛んに行っている。その主張はだめ連編『だめ連宣言！』（作品社）に詳しい。

放置しておいたらどうなるか

思い切って精神科を受診し、子どものことを相談してみました。先生は丁寧に話を聞いてくれましたが、結論は「ひきこもりは病気ではない。だから放っておけば自然に社会に出られるようになります」ということでした。そういうものなのでしょうか？

まず、ひきこもりへの対応においてもっとも重要なポイントは、放っておくだけでは回復しない、つまり社会参加を果たすことができない、ということです。つまり、「自然な回復」を期待しにくいということです。

そういう事例がまったく存在しないわけではないのですが、その確率はかなり低いと言わざるを得ません。私はこれまでに、何の治療や支援も受けずに、自力だけで抜け出したという事例を三例しか知りません。もちろん、もっと多い可能性もありますが、勝手に回復する確率が高いとは、とても言えません。

それにもかかわらず、多くの専門家が「病気ではないのだから、放っておけば治ります」という助言をしてきました。この助言は、三つのレヴェルで間違いです。

まず、病気でないと断定するなら「治る」という表現は不適切です。さらに「病気ではない」ことと「治る」ことの間に、なんの因果関係もありません。加えて「放っておけば治る」というだけの根拠（エヴィデンス）が存在しません。他の身体疾患でこんな助言をしたら、あきらかに医療ミスということになるでしょう。根拠のない、間違った助言のために「治療」の開始が遅れてしまいかねないわけですから。

「エヴィデンスがない」というのなら、「放っておいても治らない」という医学的根拠もないではないか、といわれればそのとおりです。本書がもし「ひきこもり公式ガイドブック」のようなものなら、こうした見解は記すべきではないでしょう。しかし本書は、私の個人的著作物ですので、「放っておいても治らない」という私の個人的見解を記すことは許されると考えています。

「ひきこもりの精神医学」が、ほとんど手つかずである以上、このような対応をする医師だけが悪い、と決めつけるのは少々酷《こく》かもしれません。ただ、知らないことは率直に「知らない」と言えばいいのになあ、とは思います。

医師から「治療に一〇年かかる」と言われた

ある医師から「一〇年もひきこもっていたのだから、治るのにも一〇年かかる」と言われ、本人も親も大変ショックを受けています。本当にそれだけかかるのでしょうか？

こういう表現は臨床家の常套句《じょうとうく》のようなもので、さして根拠のあるものではありません。ただ、完全に誤りとばかりも言えないのは、長期のひきこもりの治療には、ある程度長い時間がかかってしまうのは事実だからです。一〇年間続いたひきこもり状態を、なんとか一年で社会参加させてほしいと頼まれても、これはやはり無理があります。ですから、この一言を持ってこの「医師」を全面的に否定したり、ひきこもりに理解がない、と決めつけるにはあたらないと思います。

ただ、こういう表現は、する方の気持ちはわかるのですが、受け取る側としては、あまりのことに待ちつづける根気すらも吹き飛んでしまいかねません。この点について「医師」の側ももう少し配慮をしていただきたかったな、とは思います。

私の経験からは、ひきこもり状態から社会参加に至るまでには、かりに周囲から十分に適切な対応がなされた場合でも、どんなに短くても半年、平均すれば約二〜三年の時間が必要という印象を持っています。

ひきこもりの治療においては、「周囲がどれだけ待つことができるか」ということが、その後の経過を大きく左右します。ですからこのような言葉は「長丁場《ながちょうば》になりますから、焦らずじっくり行きましょう」と受けとっておくのがよいでしょう。

「病気ではないから自分で治せ」と言う医師

二五歳の娘は、ひきこもって九年になります。家では家事もやり、会話も十分にあります。本人は「人の感情が怖い」と言います。

あるとき意を決して精神科へ行ったのですが、「病気ではないので自分で治すしかないよ」と言われて以来、治療はあきらめているようです。どうすればいいでしょうか?

精神科でのこうした対応は、残念ながらいまだに多いようです。たしかに教科書に載っているような病気ではありませんが、だからといって、せっかく治療を求めて訪れた人に「自分で治せ」と告げるとは、同業者ながら情けなくなります。

一般に精神科には、犯罪事例を除いては「仮病《けびょう》」のメリットがほとんどありません。これはもちろん偏見《へんけん》があるからです。そうした偏見のバリアーを越えて、精神科を受診するほどの人が、なんの問題も抱えていない訳はありません。

たとえば「人の感情が怖い」ことがそのまま病気とはもちろん言えませんが、しかしこうした悩みも、十分に治療の対象となります。

ただ、一口に精神科と言ってもさまざまです。閉鎖病棟があり、外来では統合失調症の急性期や覚醒剤中毒の錯乱《さくらん》状態などに対応することが多い病院の医師のなかには、「ひきこもり」をはじめとする軽症例は精神科で治療するべきではないという意見を持った治療者もいます。なぜでしょうか。

このところ精神科クリニックが都市部を中心に乱立気味で、精神科の敷居《しきい》が低くなりすぎ、昔であれば治療の対象ですらなかった軽症の患者さんまでが通院しはじめています。しかし、クリニックが休診のときに自殺未遂などをして担《かつ》ぎ込まれるのは、結局病棟のある精神病院ということになります。さんざん病人を作り出しておいて、尻ぬぐいを他人任せにするとは何事か、というわけです。

たしかに、そうした傾向はあるのかもしれません。でもそれは、せいぜい業界内部の問題であって、困って治療に訪れた患者さんには無関係の話です。そういう理由で治療を拒まれるのであれば、それこそ逆にクリニックを紹介するくらいのサービスはあって当然でしょう。

親御さんにはこの件に懲《こ》りずに、ぜひもう一度治療機関をあたってみていただきたいと思います。何カ所かあたってみれば、きちんと対応してくれる場所も必ず見つかると思います。

通院しても症状が好転しないとき

一〇年間ひきこもっている三〇歳の長男です。某クリニックで治療とカウンセリングにそれぞれ月二回通院、親も年一~二回伺って方向づけの確認を行っています。しかし対人恐怖、強迫性行為が強く、好転しません。担当医は信頼しているので、替えるつもりはないのですが、どうすればよいのでしょうか？

このような場合、医療現場では「セカンド・オピニオン」を求めることが、ほぼ常識になりつつあります。直訳すれば、「第二の意見」ということになりますが、要するに診断や治療方針についての、主治医以外の医師の意見を指しています。

昔と違って、医療も情報開示、さらにインフォームド・コンセント（医師からの説明と同意）の時代です。どのような診断に基づいて、どのような治療を受けるかについては、患者さんとご家族に主導権が移りつつあります。もちろん精神科も例外ではありません。

他の医師の意見も聞きたいという要望は、少し前までは医師のプライドを傷つけたり信頼関係を壊したりするという不安から、なかなか患者さんの側からは言い出しにくいことでした。

しかし「セカンド・オピニオン」という言葉が定着してからは、ずっと気楽に申し出ることができるようになりました。これを活用しない手はないでしょう。

私自身、ひきこもりに関してそうした相談に応じることもありますし、逆に自分のよくわからない疾患、たとえばＡＤＨＤ（注意欠陥多動性障害）とかＬＤ（学習障害）などの問題については、専門医の意見をあおぐ場合もあります。まして身体疾患ならなおさらです。

他の医師の意見を知りたいという患者さんには積極的に紹介状（診察情報提供書）を書いています。転医ではなくセカンド・オピニオンを求めるということは、むしろ信頼関係の証《あかし》ではないかとすら思います。

ただし、どこにそれを求めるかとなると、難しい点もあります。精神科では、疾患ごとにそれを得意とする医師や機関がありますが、そういう情報を患者さんの側が持っていることは少ないでしょう。むしろ担当医に指定してもらったほうがいいかもしれません。

ですから手続きとしては、担当医に「セカンド・オピニオンを知りたい」と要望して、できれば紹介状を書いてもらうとよいと思います。とくに希望する病院がない場合は、担当医の勧める病院を受診し、相談に乗ってもらうことです。紹介先の医師が紹介状に返信を書き、担当医はそれを参考にして、治療上の軌道修正をすることになるかもしれません。

「ひきこもり問題」に限りませんが、積極的に情報収集し、主体的に治療に取り組むことが、良い成果を挙げる第一歩だと思います。その意味で、「セカンド・オピニオン」のような有用な制度も、大いに活用されるべきでしょう。

医師が親に治療内容を教えてくれない

息子は八年間ひきこもり、三年ほど前から精神科に通院、現在本人がひとりで週一回通っています。父親がたまに担当医のところにお話を伺《うかが》いに行っていますが「良くも悪くもなっていない」と細かいことは話してくださいません。親が治療面など把握《はあく》できず不安ですが、積極的に伺ったほうがいいでしょうか？

もちろんです。ただし、ご本人と一緒に入室するか、あるいは最低限、ご本人の了解を取り付けたうえで、説明を聞きに行っていただきたいとは思います。ご家族といえども、治療内容をご本人以外の人にみだりに説明することは、医師の守秘義務に抵触する危険性があるからです。

ただ、医師の側にもときに誤解があるのですが、これは「どんな場合でも、本人以外の何人《なんぴと》に対しても治療の説明をしてはいけない」という法律ではありません。治療上しかるべき必要があれば、ときにはご本人に知らせずに、ご家族に治療状況を説明することが許される場合もあります。

さて、説明を聞きにご家族が受診する場合は、あらかじめ担当医に予約をとって行くことをお勧めします。面接のさいには、たんに状況を聞くだけではなく、もし良くも悪くもなっていないのなら、いったいどうすれば良くなるのか、といった疑問を積極的にぶつけたほうがよいでしょう。

そのさい、本書を含むさまざまな書籍などの内容も参考にして、「こういう対応はどうか」「こういった薬は効果が期待できるのか」などという質問をしてみるのもいいでしょう。

そうはいっても、そうした質問をぶつけることに遠慮やためらいがあるご家族もおられるでしょう。しかし、本書では繰り返し強調していることですが、もはや医療も情報開示こそが世界標準、という時代です。もはや名医は黙って指示と処方だけしていればいいという時代ではありません。

医療ユーザーとしての患者さんやそのご家族には、治療内容に疑問点があればきちんと問いただしながら、自分がどういう理由でどんな治療を受けているのかをできる限り把握する権利があります。

逆に、まるで喧嘩腰のような態度をとられるご家族の方もいますが、これはおそらく、患者さんの権利意識がしっかり持てていないためではないかと思います。常識の範囲で、丁寧に尋ねていただければ、こちらも積極的に説明します。

私自身は「名医」を気取るつもりなど毛頭ありませんが、こと情報提供と公正な治療関係を築く点については、可能な限り努力をしているつもりです。もちろん「ルールを守らせる」ことが、時に冷たい、あるいは厳しい対応につながる場合もありますが、それはまた別の話です。

なお、ご家族の参加そのものを拒むような治療者もいます。しかし、他の問題ならいざ知らず、ひきこもりに関してご家族の関与を拒否するような態度は、たんなる無知か不誠実のあらわれでしかないと断言できます。そのような場合は、できるだけ早期に別の治療者をお探しになることを強くお勧めします。

本人が「主治医を替えてほしい」と言う

本人が担当医に不満を持ち、医者を替えてほしいと要求していますが、替えてもいいものでしょうか?

どうしても合わなければ、たしかに替えるしかない場合もありますが、それ以前に、ご本人が抱いている不満を担当医に話してみるべきでしょう。これはもちろん、ご本人からでなく、ご両親のほうから話されてかまいません。不満の種類によっては、解決が可能になる場合もあります。

ただし、ご本人が不満を抱いているのが、実は治療者に対してではなく、治療を受けていることそのものをいやがっている場合もありえます。この場合は、あまりあっさりその言葉を受け入れてしまうと、治療そのものが中断されてしまいます。

不満がどうしても解決できそうにない場合、ご本人の希望に沿った治療機関と医師を探し、まずそこで一度相談を受けてみてください。そして、もし継続して通院できそうであれば、はじめて転院の手続きに入ることをお勧めします。くれぐれも中途半端な段階で治療が中断してしまわないようにお気をつけください。

すでに治療中の場合には、できるだけ担当医は変更しないほうがよいというのが私の方針です。治療者の変更が度重《たびかさ》なりますと、治療そのものへの不信感が強くなってくるからです。

とはいえ、担当医がそうした訴えに十分に応えてくれないとか、どうしても治療関係の改善が難しいと思われた場合は、変更を申し出て他の治療者を紹介してもらうことも十分に可能であるとは思います。

具体的なアドヴァイスをしてくれない医師

現在かかっている精神科医は、こちらの話を聞くだけで具体的な治療法についてアドヴァイスをしてくれません。医師を替えたほうがいいのでしょうか？

こうした相談もよく受けるのですが、「指示を出さずに話を聞いているだけだから不適当」という判断は一概には下せません。もちろん私のように、最初から具体的にどんどん指示を出す方針の治療者もいます。しかしこのタイプは、まず自分の理論が先にあって、個々の患者さんの微妙な違いや個性を見きわめる前に、頭ごなしに指示だけを押しつける傾向があります。

しかし本当は、一般論は一般論として、やはり個別の事情をじっくりと把握したうえで、それぞれに見合った治療のレシピを準備することが望ましいのです。この医師も、まずご両親の気持ちが落ち着くのを待ってから、ゆっくり話し合いつつ対応方針をまとめていくという治療スタイルの方なのかもしれません。こちらは得てして良心的で誠実な医師に多いタイプだと思います。

どうしても疑問がおありでしたら、具体的な方法論をどんどん尋ねていかれることをお勧めします。もちろんすぐに答えが返ってくるとは限りませんが、質問に対して誠実に答えようとしているかどうかは判断できると思います。

すぐに明解な答えが出なくとも、一緒に悩んだり考えたりしてくれる治療者は信頼に値するでしょう。逆に何を聞いても「今はどうしようもない」「様子を見ましょう」としか返ってこないような場合は、たしかに通院を続ける意味が乏しいかもしれません。あるいはまた、「ひたすら傾聴することだけが支持的精神療法である」という誤解から、傾聴のスタイルを問題回避のためだけに繰り返している治療者も一部存在するようです。

このタイプの治療者は、話を聞くだけ聞いたうえで、結局はいつも薬で解決しようとすることが多いので、見分けるのは意外に簡単です。もちろん後者の場合は、担当医の変更をお勧めします。

診察しないと診断できないか

精神科医に相談したら、「直接本人を診察して、ほかの症状も調べないと診断はできない」と言われました。本人はとても外に連れ出せる状態ではないのですが、どうしたらいいでしょうか？

「社会的ひきこもり」は状態像もしくは症状の一つで、病名ではありません。他の精神障害でも「ひきこもり」は起こります。したがって治療をはじめる前には、他の精神障害の可能性はないかということをきちんと診断したうえで、治療方針を決める必要があります。

「ご両親だけでは治療になりませんから、本人を連れてきてください」という病院が少なくないのは、そのためでもあります。これ自体は、けっして間違った態度ではありませんし、良心的であるとすら言えるかもしれません。

しかし、**不登校は「ひきこもり」の前兆か**（八九ページ）の章でも述べてきましたように、そうした姿勢を貫《つらぬ》くのみでは「ひきこもり」の治療や支援はできません。そういう見識がかならずしも不当なものではないという留保をつけたうえですが、**精神科医の選び方の基準**（一四〇ページ）でも述べたように、「本人主義」の治療者は「ひきこもり」の相談先としては不適当だと思います。

さらに言えば、私個人は、ご本人を直接診察しなくても、「社会的ひきこもり」か、それとも他の精神障害なのかの判断は、ある程度可能であると考えています。もちろん一度話を聞いただけでは無理ですが、何度も受診・相談を繰り返すうちに、だんだんと違いがわかってくるということはあり得ます。その過程の中で、はっきりと精神病が疑われだしたら、対応や介入の方針も変えることにしています。

いずれにせよ、相談先としては、親御さんだけの相談でも受け入れてくれるところを選ぶことが賢明だと思います。

治療者の資質を判断する目安

本人が病院に行かないので親が相談に通っています。担当医は、「本人がもう大人なのに自分で来ないのは、依頼心が強すぎる」と怒ります。本などで読んだ対応と矛盾するので、その医師を信頼していいのか迷ってしまいます。


いささか答えづらい質問ですが、ことほどさように、「ひきこもり」は専門家にすら理解されていないということです。

依頼心が強い、という表現は、甘えやわがままといった「ひきこもり」批判と同様、ある程度は事実かもしれませんが、治療上はおよそ役に立ちません。ただ、こうした理解は珍しいものではありませんし、それ以外の点では信頼がおける医師であるならば、その一点にあまりこだわりすぎる必要はないでしょう。少なくともご家族のみの相談を断っていないわけですから、希望が持てないわけではありません。今後、ご家族とどんな関係を築いていけるか、その全体像をみて判断されることをお勧めします。

これまでも述べてきましたように、「ひきこもり」については、「こうすれば絶対にうまくいく」という統一的な見解がありません。私がこの本で述べていることも、一部を除いては、私の個人的な経験、あるいは、そこから得られたひきこもりに対する理解を、個々の場面について応用しているにすぎません。

それゆえ、私の見解についても、「ひきこもり」についてのひとつの見方、くらいに受け止めていただければ十分と思います。この本の内容と一致しない治療方針であっても、それが有効で納得のゆくものであるなら、もちろんそちらを優先してください。

「現実を直視させよ」と言う医師

ひきこもっている息子のことで、親だけが通院しています。担当の医師から「本人には現実を直視させ、親は正論を言うべき」と言われました。かまわないでしょうか。

この場合、おそらく医師の側に不安があると思います。ひきこもり事例の経験数が多くない医師の場合、やはり一般常識のほうが勝ってしまうのです。医師が患者さんにお説教めいたことを言うのは、医師の側にも余裕がなく不安を感じているときが多いようです。

また最近では、医師は治療しつつも同時に保身を考えていなければなりません。「自分が勧めたことで悪い結果になって責任問題にされては困る」という意識があるわけです。これらの「不安」が医師に、このような誤ったアドヴァイスをさせてしまっています。なぜこのアドヴァイスが間違っているか。まず親御さんが正論を言うことは、現実を直視させることとは無関係です。もし本当に直視させたければ、一切の援助を断ち切って家から放り出すしかないでしょう。

しかしそこまで思い切れる親御さんならば、そもそも治療には行かないと思います。「正論」は、それをぶつけられたご本人がいっそうひきこもってしまうだけで、ご家族間の断絶が深まるからこそ問題なのです。

もっとも、その医師が、なにか特別な秘策があって、あえて「正論を」と指示しているのかもしれません。そうであるなら、まず「正論以外の方法がなぜ無効なのか」「正論をどのように伝えるべきか」「正論を伝えることでますますひきこもってしまった場合は、次にどういう態度をとるべきか」の三点を確認しておいたほうがいいでしょう。

これに限らず、医師から出された指示に疑問を感じたら、最低でも「なぜそうするのか（根拠）」「どのようにすればよいか（方法）」「だめだったらどうするか（対策）」について、納得のいくまで説明を求めたほうがよいでしょう。医師はこれらの疑問に対する説明責任を負っています。

もしこれらの質問に対して罵声《ばせい》が返ってきたり、のらりくらりとかわされたりするようであれば、残念ですがひきこもり事例には不適切な治療者と言わざるを得ません。

親だけ通院、担当医に信頼感がもてない

親だけ通院を始めましたが、担当医に信頼感をもてず中断しています。本人が通院しない場合、親がまず担当医を信頼できないと、とても本人を誘う気になれません。

治療機関の情報も少なく、また次々医師を替えることにも抵抗があります。親のみの通院についてアドヴァイスいただきたいのですが。

なぜ信頼感がもてないのか、そこから検討する必要があります。ただ言えることは、その医師がもし、親御さんだけの通院を受け入れてくれているのなら、少なくともその点だけは信頼に値すると私は考えます。信頼の基準を下げすぎと思われるかもしれませんが、しかし、現状ではそれだけでも貴重な存在と言わざるを得ないのです。

ともあれ、さしあたりは信頼関係の回復を目指して、通院を再開されることをお勧めいたします。もし親御さんの感情が、単なる印象などに基づく不信感であるなら、双方の努力で関係は改善できるかもしれません。そのさい、医師の言動が不信感の原因としてはっきり指摘できるのであれば、そうしたことを面接場面で話題にしてみることもか

まわないと思います。

これは本書で繰り返し強調している、治療関係における情報開示と公正さという基準からの指摘です。ただし、もしこうした指摘に対して腹を立てたり威圧的に接してくるような治療者であれば、その後良好な治療関係が築けるとは考えられません。その時点で転院を考えることをお勧めします。

ドクターショッピングはたしかに好ましくありませんが、しかし、本人との治療関係ができる前に、親御さんが相性などをはかるべく複数の医師に試みにかかってみることは、その後の長期間の治療関係を考えるなら、決して悪いことではないと私は思います。

ただその際、第一印象だけで決めないことをお勧めしておきます。繰り返し会うなかで、信頼関係が結べるか否かを慎重にはかってください。とりわけ治療方針について説明を求めることは、その医師の発想、オープンさ、公正さ、対人能力などを判断するうえで役に立つでしょう。

親が家族会に参加するのを反対する医師

二九歳、長男、ひきこもり三年です。親が毎月ひきこもり家族会に参加していることを本人が主治医に話したら「あなたはひきこもりとはいわない。親が勝手にそういうことをすると、本人にプレッシャーがかかって苦しめてしまうのでやめたほうがいい」と言われたといいます。どうすればいいでしょうか?

担当医の方は、家族会というものの機能を誤解している可能性が高いと思います。家族会に参加する大きな目的の一つが、ご本人にとっていかに居心地の良い環境づくりをするか、それを知るためであるからです。

ただ、この一事をもって、この医師が治療者として不適格であると言うことはできません。むしろ本人の問題を誠実に考えているからこそ、このような発言が出ているという可能性も大いにあります。

ここで重要なことは、家族会への参加について、ご本人とご家族との間で十分な合意ができているか、ということです。もし合意されているのでしたら、一度ご本人とご家族が一緒に病院に行って担当医と面接し、家族会の意義と、ご本人が参加に合意しており、そのことがストレスにはなっていないことを説明していただいたほうがいいでしょう。

患者さん本位の誠実な医師であれば理解を示してくれるでしょうし、自分の治療に異物が入り込むことを嫌っているだけの医師であれば、ますます不機嫌になるでしょう。後者の展開になった場合の判断はお任せしますが、治療を継続してもあまり発展は期待できないのではないかと思います。

ひょっとするとごく限られた印象から「親同士が愚痴をこぼしあい、傷をなめあうだけの集まり」と考えているのかもしれません。つまり、治療上はさして意味のない活動という認識です。しかしもちろん、それは間違いです。家族会に参加するのはご家族ご自身の連帯や安心のためでもありますが、さらに大きな目的は、ご本人にとって居心地の良い環境づくりをいかに実現するか、それを学習するためです。担当医には、まずこの点をご家族から説明しておくほうがよいかも知れません。

主治医を替えたい

半年前から某クリニックにカウンセリングに通っていますが、斎藤先生の本で読んだ対応方針とカウンセラーの指示がまったく違います。何か決めつけるように言われたりもするので、転院したほうがよいかなとも思います。どうすればいいのでしょうか？

残念ながら「ひきこもり」への対応方針について、標準的で具体的なガイドラインはまだ存在しません。私が著書で述べていることは、私自身が試みて一定の成果を挙げたと経験的に考えていることに限定されており、いわゆる医学的根拠（エヴィデンス）や一般的な合意に基づくものではありません。

ですからこれのみが正しい方針ではないということには、くれぐれもご注意いただきたいと思います。さらに言えば、私の話はあくまでも一般論なので、事例ごとに軌道修正が必要な場合もしばしばあります。ですから、私の本と方針が違うからというだけでは、その方の治療方針が間違っているとは言えません。

ただ、これは私自身も気をつけていることですが、その指示に柔軟性があるかどうかは大切なことです。つまり、ある方法を勧めて、もしそれが無効だった場合にはどうするか、そういう次の選択肢が示されているかどうか。あるいはまた、対応がうまくいかないと伝えた場合に、もとの指示を修正して再度試みるという指示がなされているかどうかです。

結果のいかんにかかわらず、指示や対応が硬直的だったり、一方的であったりするようならば、これは確かに不適切なやり方と言えるかもしれません。

このことはすべての「ひきこもり」事例の治療者について言えることです。みずからの臨床経験しか拠《よ》り所にできない以上は、自分の方法が唯一絶対であるかのような態度は、あきらかに間違っています。

この問題にはまだ本当の意味での「専門家」がいません。いるのは「通常よりも事例をたくさん診た経験のある人」「その経験を論文や本に書いたことがある人」だけです。

この問題に限りませんが、事例から学び、誤解があればみずからそれを正すという謙虚さは、すべての治療者に要請されるべき態度であろうかと思います。また、自分のことを棚に上げて言えば、傲慢《ごうまん》な態度の治療者は、ただその態度だけによって、患者さんやそのご家族を傷つけます。

治療が常に癒《いや》されくつろげるような体験であるべきとは私も思いません。しかし、通うたびに不快感、それも予測可能な不快感を与えられるのであれば、無理にそれに耐えつづける意味はほとんどないでしょう。

薬物療法についてどう考えたらよいか

以前に相談に乗っていただいた精神科の医師には薬の服用を強く勧められました（しかし薬は用いず相談も中断）が、現在定期的に通っている別の医師は薬の必要は言っておりません（ここでは親の会などと、本人はSST＝社会生活技能訓練などの指導に通っている）。「ひきこもり」への対応には薬物療法はまったく用いないと理解していましたが、医学は進歩しているとも思います。「社会的ひきこもり」にも新しい薬の使用は考えられないでしょうか？

「社会的ひきこもり」は病名ではありませんし、果たしてひとつの疾患単位とみなすことができるかどうかすら、いまだ決着が付いていません。

ただ、ひきこもりに限りませんが、脳そのものは正常で「心」に原因のある病気の場合は、一般に薬物療法は「絶対に必要なもの」ではありません。対症療法、すなわち今起きている症状だけをターゲットにして、それをやわらげられれば成功、という考え方です。「ひきこもり」の治療についても、ほぼ同様に考えてください。

ですから薬物療法に関する私の立場は、あくまでも「必要があると判断されれば使用を勧めるが、本人が拒否すれば使用しない」というものになります。

ただ、まったく薬物療法が無効というわけではありません。たとえば少量の抗うつ剤を使用しはじめたらずいぶん動けるようになった、という事例もたくさんあります。その意味では、食わず嫌いせずに、一度は経験してみてもよいのではないかと思います。

また、抗不安薬などの場合は、強い緊張を感じそうな場面（授業に出る、電車に乗る等）などで少量を用いることでリラックスできる場合もあります。

たとえ服薬しながらでも、そうやって「場数」を踏んでいけば、あるところから薬なしでも全然平気になってしまうということもあり得ます。その後は服用せず、万が一に備えて「お守り」として身につけておく、という使用法もあります。

一口に薬物療法といっても、工夫次第でいろいろな使用法がありますから、担当医と相談しつつ必要に応じて取り入れてみてください。

それから、案外知られていないことですが、カウンセリング、つまりある程度時間をかけた精神療法と組み合わせるか否かで、薬の効き目はずいぶん違ってきます。ですから、薬を使う場合こそ、同じ治療者による精神療法との組み合わせでなされるべきであると私は思います。

具体的な処方の内容ですが、症状や問題の種類に応じて、ほとんど全種類の向精神薬を使用することになります。

近年話題の抗うつ剤ＳＳＲＩ（選択的セロトニン再取込み阻害薬）については、私も処方しますし、自分で飲んでみたこともありますが、さほど有効だったという経験がありません。個人的には同じく抗うつ剤であるＳＮＲＩ、ミルナシプランという薬や、古くからあるノルトリプチリンなどが、副作用も比較的少なく使いやすいと感じています。

ちなみに、将来的に「ひきこもり特効薬」が発見されることは、おそらくないでしょう。理由は、さきほども述べたとおり、「ひきこもり」が脳そのものの異常ではないからです。非行や夫婦喧嘩につける薬がないように、こうした社会文化的な要因が複雑に関与した問題に「特効薬」はありえないのではないでしょうか。

薬を使わずカウンセリングだけで治療したい

薬を飲んでもう四年弱になりますが、飲みつづけて副作用が生じてこないか心配しています。担当の医師に問いかけていますが、心配ないと言うだけです。もともと薬は飲みたくなかったし、このさい副作用のある薬よりも、カウンセリングだけで治療をしていきたいのですが。

薬の本やインターネットなどで調べると、向精神薬の副作用があまりにも多いことで不安を感じられている方も多いのではないかと思われます。

たしかに副作用のない薬はありません。ただ、一般的に問題となりやすい副作用は、リストアップされているものの中でも、ごく一部です。残念ながらこちらの情報のほうは、書籍やネット上にはあまり見あたりません。

また、ほとんどの副作用は自覚症状として現れますから、もし今そういう症状が出ていないとしたら、さほど心配はないでしょう。ときどき肝機能や血糖値などをチェックしておけば、安全性についてはほぼ問題ないものと思います。

ご心配されているのは、おそらく「後遺症」のこともあるのでしょう。こちらは量にもよりますが、通常、外来で出される薬のレヴェルだけでは、ほとんど問題になることはないでしょう。

それと精神科の薬でよく言われることの一つが依存症の問題です。こちらも、たしかにそうした問題を生じた事例があるだけに、注意しておかなければなりません。

ただ私は、まず症状があり、その症状を軽減するためにのみ、医師の指示する服用量をきちんと守って使う限りは、依存症はほとんど問題にならないと考えています。

逆に言えば、薬物依存が生じやすいのは、その薬の本来の用途と違う目的で使用したり、自己調節で服用量の変動幅が大きかったりする場合などに限られるのではないかと思います。

ご質問の内容から考えて、薬は副作用があって危険だけれども、カウンセリングなら安全、とお考えでしょうか。実はこんなふうに誤解している人が大変多いのですが、それは事実ではありません。

有効な治療法には、かならず副作用が伴います。カウンセリングの場合は、まずカウンセラーに過度に依存してしまうという問題が考えられます。また、長年カウンセリングばかりを受けていると、自己中心的なコミュニケーション・パターンが後遺症として残ることがあるらしいとも言われます。

そうした意味では私などはむしろ、漫然とカウンセリングを受けることで、かえってひきこもり状態が悪化してしまうこともありうるのではないかと危惧《きぐ》しています。薬は危険、カウンセリングは安全という偏見から離れて、自助努力を円滑にする補助手段として、必要最低限の治療手段を利用するという考え方を大切にしていただきたいと思います。

漢方薬と精神科の薬を併用してもよいか

先日テレビでガン治療の代替治療で漢方を使うことを知りました。疲れやすかったり弱い体質に有効な漢方薬はありますか？　精神科の薬と併用してよいものでしょうか？　精神科で漢方を使っているところは多いのですか？

薬草と併用するのはどうか

息子は二四歳ですが、現在ひきこもっています。安定剤、抗うつ剤など三種類の薬を手放せません。吹き出物が多いため、最近知人から解毒作用のある薬草の飲み物を勧められました。

その時服薬のことを言うと、薬と併用すると精神面で悪化するから勧められない、また安定剤などを長期に飲むとやめられなくなり、やめると人間が変わったようになると言われました。大変気になっています。

漢方薬と向精神薬との併用は、私もよく行いますし、精神科医はそういう処方をすることが少なくありません。

ただ、私は漢方についてはまったくの素人なので、あまり詳しく解説することはできません。ここではご質問のような目的で私がよく使う漢方を二種類だけ紹介しておきます。「補中益気《ほちゆうえつき》湯《とう》」と「桂枝《けいし》加竜骨牡《かりゆうこつぼ》礪湯《れいとう》」です。

もちろん体質にもよりますが、合った人にはとても効き目があります。漢方薬は薬局でも買えますが、病院を受診すれば保険がきくので安く入手できるでしょう。

二番目のご質問ですが、お知り合いの方の指摘は、非専門家にありがちな誤解です。少なくとも「精神面で悪化」「やめられなくなる」などの心配はまったく無用です。これらは根拠のない風説にすぎません。善意の助言とは思いますが、こうした無責任な風説で薬を中断させられ、病気が再発するケースが大変多いことは残念なことです。薬はもちろん万能ではありませんが、適切に使えば非常によい治療の助けになります。薬に頼りすぎる治療者も、薬を毛嫌いする治療者も、その意味では同じように誤っていると、私は思います。

入院治療ではどんなことをするのか

入院治療ではどのようなことをするのでしょうか？　また、どのような場合に入院したほうがいいのでしょうか？

ひきこもり状態で入院が適用される事例は、すでに通院やデイケアの利用ができていることが条件となります。もちろん精神症状の悪化による入院については、精神疾患のそれに準ずる形になりますから、ここでは省略します。私がここで述べるのは、純粋にひきこもり状態の改善を目的とした入院治療についてです。

まず入院治療の原則は、ご本人が希望した場合に限るということです。そもそもひきこもり状態は強制的な入院の対象ではありませんし、そのような治療を企てる意味もありません。デイケアやたまり場などとともに、治療法の選択肢のひとつとご理解いただければよろしいかと思います。

また、入院することの主な目的は、家にひきこもることによって失われる対人関係を経験することにあります。ですから、一般的な意味での「精神科病院」はあまりお勧めできません。開放病棟で軽症者中心、できれば若い患者さん、それも異性の患者さんとの交流ができるような病棟が望ましいでしょう。

入院治療は心理的にはもっともハードルが高い治療法だと思います。しかし、ひとたび割り切って治療に踏み切れば、かなり効率の良い治療法でもあると思います。濃密な対人関係と規則的な生活、カウンセリングを含む頻回の精神療法と、細かな調節がきく薬物療法の組み合わせで、改善率はかなり高まると言えるでしょう。誰にでも適用可能な治療ではありませんが、一度は検討してみる価値のある治療手段ではあると思います。

7

他の病気も視野に入れて

「ひきこもり」に伴う精神症状

ひきこもりに伴うさまざまな精神症状は、なぜ起こるのでしょうか？

「ひきこもり」そのものは病気ではありませんが、ひきこもり状態が長期化してこじれた場合に、さまざまな精神症状が出現することがあります。とりわけ対人恐怖症状、強迫症状、被害念慮《ねんりょ》（妄想《もうそう》）といった深刻な症状が、ひきこもり状態をいっそう助長する場合がしばしば見られます。

これら、ひきこもりに伴って出現した症状によって診断を下すべきだとする意見もありますが、私はそれでは問題の本質をとらえそこなうことになると考えています。なぜなら、「ひきこもり」事例の多くで、ひきこもり状態から二次的に精神症状が派生してくるようにみえるからです。

これらの症状が二次的であると推定する根拠は、おおむね以下のとおりになります。

- いずれの症状も、「ひきこもり」のはじまりと前後して起こる。
- いずれの症状も、「ひきこもり」の長期化とともに増悪する。

・入院など、なんらかの理由で「ひきこもり」状態が中断させられると、これらの症状は急速に改善、ないし消失する。
・いったん消失した症状も、「ひきこもり」状態が再開されると、ふたたび出現する。

たとえば家庭内暴力についてよく知られているように、患者が暴力を振るうのは、あくまでも家庭内に限られ、家庭の外でも暴力に及ぶ事例はほとんどありません。あるいは「強迫症状」についてもしばしば同じことが指摘できます。

本来、強迫神経症という疾患は、かなり治療が難しいものなのですが、ひきこもり事例に伴う強迫症状は、入院などの環境変化であっさり消失してしまうことが多いのです。やはりここには本質的な違いがあるとみるべきではないでしょうか。

私は「ひきこもる」こと、つまり個人が対人関係から長期間みずからの意志に反して隔離されることによって、徐々に精神病理的なゆがみが生じてくるという可能性を想定しています。

その意味でこの問題は、飲酒行動にたとえることもできるかもしれません。飲酒それ自体は必ずしも不健全な行動ではありませんが、酒量が増えたり、連続して飲酒する期間が長期化するにつれて、肝機能障害、アルコール離脱症状、アルコール精神病、アルコール性痴呆《ちほう》などが起こってきます。

「ひきこもり」も飲酒のように、本来は無害であっても、度を越すと病理的な問題を生じうる行為とは考えられないでしょうか。

ひきこもりから精神症状が派生するメカニズムについては、ここでは詳しくは述べません。いまだ検証を経ていない仮説にすぎないからです。はっきりしていることは、ひきこもる行為それ自体が、時には精神症状に直結してしまうことがある、という事実です。さしあたっては、この点をおさえていただければ十分でしょう。

統合失調症と「ひきこもり」の違い

ひきこもりの相談で病院に行ったら「それは間違いなく分裂病だ」と言われてしまいました。分裂病にもひきこもり症状があることは本で読んで知っていましたが、うちの子どもがそうであるとはどうしても思われません。いわゆる「ひきこもり」と分裂病とは、どのように異なっているのでしょうか?

「ひきこもり」事例に治療的に対応する際、もっとも重要なのがこの精神分裂病です。

ただし、精神分裂病という訳語は差別や誤解のもとになるという理由から廃止となり、二〇〇二年二月から「統合失調症」と改称されました。本書もこの呼称で統一したいと思います。

統合失調症の伝統分類には、緊張型、妄想型、破瓜《はか》型という三つの分類があります。緊張型、妄想型は、錯乱したり、硬直したり、変なことを口走ったりということで、誰が見ても異常ですから、それほど区別するのに苦労しません。

ところが一〇代後半くらいから発症する統合失調症の一つのタイプに、破瓜型と呼ばれるものがあります。このタイプは、経過が非常にひきこもりと似ています。次第に無口になって成績が下がりはじめ、だんだんと部屋にこもりがちになる。そして、いよいよおかしいと気づいた時には、もう慢性化しているのです。

この統合失調症か否かという鑑別《かんべつ》が大事なのは、統合失調症こそ、早期発見、早期治療が、治療の鍵を握っているからです。今、この病気は良い薬がたくさん出ていますから、もはや不治の病《やまい》ではありません。ただし、慢性化した統合失調症に関しては、いまだに難治性の疾患です。

この破瓜型というタイプが難治である理由の一つに、いつ病気になったのかが非常に特定しにくいということがあると思います。派手な発症のエピソードが少ないため、何となく様子がおかしいと気がつく頃にはもう慢性化している。このため治療開始がどうしても遅れがちなので、難しくなってしまうのです。

もちろん早い時期に気づいて薬物治療を始められれば、破瓜型といえども治療することができます。このように、薬物治療をするか否か、あるいは入院治療に踏み切ったほうがよいかどうかの判断を的確にするためにも、ひきこもりと破瓜型の統合失調症の鑑別というのは、きわめて重要な意味を持っています。

ただし、この鑑別自体はかなり困難です。身も蓋《ふた》もないことを言ってしまえば、最終的には専門家が診て判断するしかありません。しかし「ひきこもり」にしても統合失調症にしても、最初はなかなかご本人が病院に来てくれません。それゆえここでは、一般の方でもある程度判別できるポイントをいくつかご紹介しますので、参考にしていただきたいと思います。

まず、第一のポイントは「幻聴」があるかどうかです。もし幻聴があったら、ほぼ九九%、統合失調症と考えていただいて結構です。

幻聴が起こりうる精神疾患は、ほかにも薬物依存や脳そのものの異常など、いくつかありますが、まず第一に疑っておいたほうがいいのは、やはり統合失調症ということになるでしょう。いずれにしても治療は必要となります。

幻聴というのは、その場にいない人の声が聞こえてくる症状です。それも頭の中ではなく、頭の外から非常にリアルに耳に聞こえてくる声です。まれに声ではなく音楽とか車の音だったりすることもあります。幻聴はいろいろなことを命令したり、会話したりするため、言動にかなり影響が出ることがあります。

ただ、もちろん幻聴のある人がみんな「幻聴があって困っている」と訴えてくるとは限りません。その場合、外に出た症状から判断するしかありません。

具体的には、「独語」つまり独り言です。なにか意味のとれないことをぶつぶつ喋《しゃべ》っていたり、その場に誰もいないのに誰かとお喋りしているような症状です。

それから「空笑」、これは独り笑いです。特に面白いことがないのに、ニヤニヤくすくす笑ったり、そういう言動から幻聴の存在がわかることもあります。

ただ実際には、ひきこもりの青年たちもよく独り言を言いますし、思い出し笑いもよくしますので、絶対的な指標にはならないという難しさはあります。

それと、もうひとつ鑑別のポイントがあります。「奇妙な姿勢」です。たとえば、部屋の明かりを消して部屋の真ん中で長時間立ち尽くしている。家の廊下の隅で不自然な姿勢で長時間たたずんでいる、そういう症状がときどき見られますが、これは幻聴の命令によって支配されていることが多いようです。こちらは、もしあれば意外と判別の役に立つ症状だと思います。ひきこもりの人は、一般的にそういう緊張した姿勢はあまり好みませんので。

しかしなんと言っても最大の違いは、コミュニケーションに対する態度ではないでしょうか。表面上は、ひきこもりも統合失調症も、コミュニケーションを避けているように見えることが多いです。でも、ひきこもりの場合は、実は他人とのコミュニケーションを切望していることがほとんどです。

ただしそこには条件があって、自分のことを一〇〇%理解してくれる人とのみ、純度の高いコミュニケーションがしたい、ということなのです。そのようなコミュニケーションは、求めてもなかなか得られるものではありません。ご本人もそれがよくわかっているので、求めても動き出そうとはしません。どうせそんな人がいるわけはないと口にすることさえあります。

しかし本音の部分では、そうした人との出会いやコミュニケーションを切望している。このことは、ほとんどのひきこもり事例に該当することだと思います。

ところが統合失調症の場合は、こうしたコミュニケーションを持つこと自体が毒になってしまうことが多いのです。無理にコミュニケーションをとらせようとしすぎると、途端に症状が悪化してしまったりします。

「自閉」という、割と安易に使われがちな言葉がありますが、この言葉を使用してよいのは、自閉症と統合失調症の場合のみです。彼らの自閉は、本当に人を遠ざける意味での自閉です。

むしろ統合失調症の治療においては、あえて自閉させひきこもらせるほうが回復に良い影響があるという説もあり、多くの専門家に支持されています。

以上をまとめると、ひきこもり事例はコミュニケーションを避けているようで、実は切望しており、統合失調症事例ではコミュニケーションそのものが病状に対して有害な影響があるため避けようとする、という結論になるでしょう。

妄想的な訴えについては、次の項目で詳しく述べたいと思います。

統合失調症との区別の仕方

二五歳の息子は妄想型の統合失調症ではないかという診断で、入院治療中です。「自分の会話を誰かが盗聴している」「誰かが、車を家の前にとめて、自分のことを監視している」という強い被害念慮がありますが、六年間のひきこもりの結果生じた二次的症状のようにも思えます。統合失調症との区別はどうしたらできるのでしょうか？

「ひきこもり」の場合でも、ご質問にあるような、被害念慮の強くなった「妄想様観念」の症状が出てくることがあります。

これまでの私の経験からいうと、統合失調症本来の「妄想」と、社会的ひきこもりの「妄想様観念」を理論的に区別することはできません。むしろ判断にあたっては、そこから受ける「印象の違い」がかなりのウェイトを占めてきます。

一番の違いは、ひきこもりの場合、ご本人がなぜそのような被害妄想的な観念を持つようになったのかという筋道や因果関係が、周りの人間にもある程度理解できるということです。

「妄想なんだから理解できっこない」とお思いでしょうか。しかし、考えてみてください。もしあなたが仕事をなくして、一カ月間家から一歩も出られなかったらどう感じるでしょうか。きっと近所の人がよくない噂をしているように感じるだろうと思います。ひきこもりと被害妄想的な訴えの関係は、案外近いものです。

これに対して統合失調症の場合は独特の「奇妙さ」が見られます。一種の飛躍があると言ってもよいでしょう。比較的多いのはメディアを巻き込んだもので、「テレビ（あるいはラジオ）で自分のことが放送されている」とか「電波や電磁波が送られてきて苦しい」といった訴えがみられることがあります。

極端な場合は、テレビをみること自体避けようとしたり、家族がみているだけで怒って消してしまうようなこともあります。このような言動が見られるときには、私は統合失調症の可能性を考えることにしています。

ただ、もし入院されていても症状が同様に持続しているのなら、その内容はどうあれ、統合失調症である可能性が高いと思います。ひきこもりから二次的に起こる症状であった場合、入院した直後から改善してしまうことがほとんどだからです。

統合失調症の場合の対応

主治医からも訴えが一時的に統合失調症に近いと言われましたが、対応や基本的な心構えはひきこもりと同じでよいでしょうか？

ご家族がご本人に叱咤激励などで無駄なストレスをかけないように配慮するという点では、基本的対応はそれほど変わりません。ただし、統合失調症の場合は、薬物治療が何をおいても最優先です。

たとえご本人が薬を飲みたがらなかったとしても、ご家族がきちんと服薬するように指導してあげる必要があるでしょう。場合によっては、服薬管理全般をご家族が担当することで、確実性を期したほうが良いこともあります。

また、対人関係の回復についても、ひきこもりよりは慎重にすすめる必要があると思います。私自身は、ひきこもりのケースではかなり積極的にデイケアやたまり場、自助グループなどを紹介しますが、統合失調症の場合は可能な限り慎重にするよう心がけています。統合失調症の場合、時期にもよりますが、無理に対人関係を勧めすぎると、病状が悪化してしまうことがあるからです。

一般に統合失調症の場合は、視線や会話などの対人刺激が、ひきこもりの場合以上に強い「毒性」をはらみがちなようです。また、タイプにもよりますが、いやなことを指示されても断れないということもあり、ついつい限界を超えた無理を重ねてしまう傾向もみられます。

統合失調症の場合は、全般的に「何が刺激になるか」を十分に考え、有害な刺激をできるだけ与えないように心がけつつ、病気の安定を図ることが先決で、リハビリをすすめるのは病状の安定がしっかり確認されてからにするほうがよいように思います。

奇妙な姿勢をとる息子

二四歳の息子は「雑念恐怖」（本人の弁）で身動きがとれないと言い、長時間じっと机に向かって身体を固くしていることがあるのですが、統合失調症の疑いがあるでしょうか？

「奇妙な姿勢で長時間固まっている」という症状は、たしかに統合失調症を疑わせるものではありません。ただ、そうではない場合もないわけではありません。たとえば、強迫観念が強い場合、それが浮かんでくると、消えるまで立ち止まってじっとしている、といった症状を示すこともあります。ご本人の訴えは「雑念恐怖」とのことで、どうもこちらの強迫観念の可能性も高いように思われます。

最終的な診断はやはり専門家にゆだねることをお勧めしますが、今の時点では、それほど統合失調症のみを考える必要はないでしょう。ただ、いずれであっても、早期に治療的介入をなすべき状況のように思われます。

統合失調症について詳しく知りたい

統合失調症についてのわかりやすい本を教えてください。

名古屋大学名誉教授である笠原嘉《よみし》先生の『精神病』（岩波新書）がお薦めです。患者さん自身の評判もなかなかいいようです。わかりやすく、しかし高度な内容の本として、どれか一冊だけということなら、これがまずお薦めです。

より深い理解を望まれるかたには、神戸大学名誉教授である中井久夫先生の『最終講義』（みすず書房）をお薦めします。

中井先生はわが国でもっとも優れた統合失調症治療者の一人です。本書は医学部学生向けの講義を本にまとめたものではありますが、一般向けにも高い評価を得ています。内容は高度ですが、じっくり読めばそれほど難解ではありません。むしろ疾患を通じて人間理解が深まるような本になっており、こちらもお薦めです。

実は笠原先生も中井先生も、私がその著書を通じて私淑《ししゆく》してきた方々で、私のひきこもり理解は、このお二方に負うところが非常に大きいことを告白しておきます。

うつ病と「ひきこもり」の違いは

これまでに二度、うつ病と診断されています。一時期は暴力があり、その時は両親とも家を出ました。今は家に戻っていますが、昼夜逆転した生活につきあわされています。参考書を読んだ限りでは、うつ病ではなく「社会的ひきこもり」ではないかと思われますが、どうでしょうか？

私の経験では、うつ病のみによるひきこもり状態というのは例外的なものです。一般にうつ病は、ごく生真面目で責任感の強い中年以降の人が罹患《りかん》しやすい病気です。それゆえ家族に暴力を振るうことなど滅多にありません。また「昼夜逆転」はありうるとしても、家族をそれにつきあわせるという態度は、やはりうつ病の患者さんにはみられにくいものです。

それでも「うつ」と「ひきこもり」の区別は、けっこう難しい場合があります。最近は書籍やインターネットの普及で、本人が「自分はうつだ」と自称するケースも増えつつあるだけになおさらです。しかしうつ病とひきこもり状態とは、注意深く眺めてみれば、かなり異なった点が目につくと思います。

うつ病と診断するうえで重要な症状は、不眠や食欲不振、また朝に抑うつ気分が強く午後になると回復するという日内変動といった身体的な症状です。また、自分の状態についての考え方も、微妙に異なっていることが多いようです。

同じようなうつ気分を訴えていても、うつ病の患者さんの場合は「何もかも手遅れでとりかえしがつかない」と考えていることが多いのに対し、ひきこもり事例の場合は「一日も早く、何としてでもやり直したい」という葛藤を抱いていることが多いのです。また、ひきこもり状態に伴う抑うつ気分自体が移ろいやすいということもあります。

また、通常のうつ病であれば、抗うつ薬の服用によって、症状はかなり確実に改善すると思います。薬物治療をしているにもかかわらずまったく変化が見られない、あるいは悪化したり長期化したりしている場合などは、少なくともご家庭ではひきこもりとしての対応に切り替えるほうがよいかもしれません。

ただ最近では、ご存じかもしれませんが、ＳＳＲＩやＳＮＲＩといった新しい薬が開発されて、一定の成果を上げています。新しい薬は若い人にはとりわけ効く可能性が高いので、もしまだ使われていないようなら、担当の医師にリクエストしてみてもかまわないと思います。

医師により診断が違うとき

複数の医師から、「思春期危機」「統合失調症（分裂病）」「うつ状態」など、さまざまに診断されました。同じ精神科医でも、医師によって診断できる範囲が違うのでしょうか？

これだけいろいろ診断が下されると、医療不信になっても無理もないと思います。ここで、ちょっと楽屋話めいたことをお話ししますと、おそらくどの先生も、診断について決定的な自信が持てなかったのではないでしょうか。

一口に精神科医といっても、もちろん医師ごとに得意分野があるわけですが、たとえば統合失調症の場合、幻覚や妄想といった明らかな症状が出ますし、面接時に独特の印象（「プレコックス感」といいます）がありますので、一般的にはそれほど診断に迷うことはないものです。むしろこれだけ診断が変わるということは、少なくとも統合失調症の可能性は低いと言っていいと思います。

精神科医の診断は、身体的な検査が施行《しこう》できないぶん、内科や外科などの他の科に比べると、どうしても確実性が低いように私には思われます。

したがって、精神科医に「お子さんは〇〇病です」と指摘された場合、ことに何カ所かで違った診断名を告げられた場合は、それを疑う余地も十分にあるということは知っておく必要があります。

ただし、精神科の診断でもっとも重要なのは、それが精神病性（統合失調症）なのか、あるいは心因性（脳の機能や、脳神経の異常によるものでなく、心の問題が原因となって起こる病気）のものかということです。

とりわけ心因性の病気の場合は、どうしても医師の立場や専門領域によって、診断が異なってくることがあります。治療法にしても、前者であれば薬物治療の重要性が高まりますし、後者であれば、ときにはカウンセリングの導入なども考慮しなければならないでしょう。

ただ、くれぐれも誤解しないでいただきたいのは、精神病だから重症であるとか、心因性だから軽症であるといった判断は、あっさりとしないでいただきたいということです。この点は本当に難しい問題で、なかなか軽々しく判断することはできません。一般に重いと考えられている精神病ですが、薬さえ合えば、かなり短期間で治ってしまうこともありうるからです。

逆に心因性の疾患でも、治療に何年もかかってしまうことは珍しくありません。どちらにもそれに適した治療法があり、またその治療法がどれだけ有効であるかは、本当にケースバイケースなのです。

「ひきこもり」と太陽光線は関係あるか

今回で二度目の「ひきこもり」再発です。いつも秋口なので、担当医師からは太陽光線との関係を言われていますが対策がわかりません。

これはおそらく、担当の医師が「季節性感情障害」の診断を考えておられるのかもしれません。日照時間の少なくなる秋から冬にかけて悪化するうつ病の一種で、その治療法として光線療法が有効である場合があります。

これは、かなり照度の強い光を定期的に一定時間浴びるというもので、この種のうつ病には有効という報告があります。ですから、直接の対策としては、この光線療法を施《し》行《こう》していただくか、あるいはその設備がある病院を紹介していただくことになるでしょう。

ただし、ひきこもりとうつ病の関連性は、私の経験ではさほど高くありません。まず診断的な根拠を、担当の医師によくお尋ねになることだと思います。
また、家庭での対応としては、ひきこもり事例に対するそれと同様で当面はかまわないと思いますが、うつ病の可能性が高いのであれば、抗うつ薬は一度は使用してみるべきでしょう。季節性感情障害であったとしても、光線療法は必須《ひっす》というほどのものではなく、薬物治療のみで快方に向かう可能性もあるからです。

季節の変わり目に調子が悪くなる

ひきこもりはじめて五年、少し元気で活発なときは友達と会うこともあるのですが、またすぐ外出もほとんどしない状態になってしまいます。本人は季節の変わり目が調子悪いと言いますが、サイクルがだんだん早くなって、良い状態が少なくなっているように思いますが……。

具体的な活動の程度がわからないのでなんとも言えないのですが、季節性の波がある人は「ひきこもり」の中にもかなりいます。ただ、気分の波にすぎないと軽く考えるのも危険です。

『社会的ひきこもり』でも簡単に紹介しましたが、近年注目されている診断概念に「気分循環性障害（チクロチミア）」というものがあります。これは、ごく簡単にいうと、軽症の躁うつ病にあたる精神疾患です。まだわが国ではなじみの薄い疾患ですが、臨床現場ではときどき出会うことがあり、けっして希《まれ》な病気というわけではありません。治療をしないままにしておくと、しばしば本当の躁うつ病に移行するとも言われ、その点からも注意が必要です。

もともとは能力もあり対人関係も苦手ではない人が多いため、学生時代までは何の問題もなく過ごすこともあります。しかし学校を卒業していざ就労となると、行動に一貫性がないため、安定した就労はきわめて困難になるようです。

軽躁状態で就職しては、うつ状態になって欠勤が続き、最終的には解雇されるというパターンを繰り返すことが多く、次第に就労の努力もしなくなるという経過を辿ることが多いようです。

循環性気分障害の事例は、性格傾向など、ひきこもり事例とはむしろ対照的なところが多いので、診断そのものはさほど難しくありません。また、ひきこもり事例と違って、薬物療法による改善も期待できます。

ただし、治療開始が遅れたり、家庭での対応をあやまると、ひきこもり事例以上に治りにくくなる場合もあるため、安易に考えるべきではありません。いずれにしても、できるだけ早期に精神科を受診して、鑑別診断をしてもらうことをお勧めします。

強迫神経症と「ひきこもり」の違い

強迫神経症と「ひきこもり」による強迫行為とは、どこが違うのでしょうか？　また、それによって対応の仕方も異なるのでしょうか？

私の行ったアンケート調査では、ひきこもり状態にあると思われる患者さんの半数以上に強迫行為を主とする強迫症状が見られました。

私がこれまで見てきたかぎりでは、強迫行為のみが原因でひきこもっているケースは少なく、長期間にわたるひきこもりの結果、二次的に強迫行為が起こっていることが多いようです。

つまり、ひきこもりに続発して起こり、あるいはひきこもることによって強迫傾向に拍車がかかるわけです。入院治療などの環境の変化で軽減し、再びひきこもることで再度悪化することから、これは反応性の変化であることがうかがい知れます。

このほかの特徴として、洗浄強迫、つまり頻回《ひんかい》の「手洗い」にはじまり、トイレや入浴の困難など、身体的な清潔観にかかわる症状が比較的多くみられるようです。とりわけ入浴の困難は外出困難に直結するため重要な症状です。

潔癖症も極端になると、最も綺麗《きれい》好きな人が最も不潔な生活を送っているという皮肉な事態に陥りがちで、手だけが真っ白で全身垢《あか》だらけ、頭髪も伸び放題、下着も着替えないためぼろぼろになっている、といった姿も珍しいものではありません。

確認強迫、つまり自分が気になることを何度も言葉で確認する症状は、ほとんどの場合が母親など家族を巻き込み、ときに暴力と結びつきます。

それでは、なぜこうした強迫症状が出現するのでしょうか。強迫症状は、実はさまざまな疾患に伴いやすい症状でもあります。統合失調症やうつ病はもとより、てんかんや器質性の精神病などでもよく見られます。

一般的に強迫症状とは、強い不安や恐怖から心を守るための症状とされており、その意味では他の疾患の場合もある程度二次的に生じていると考えることができます。つまり恐怖や不安については、それぞれの疾患ごとに異なった原因から生じてきますが、それに対する防衛反応として強迫が起こると考えるわけです。

ひきこもりの場合は、ひきこもっている状況そのものが将来に対する不安や恐怖の原因になります。それゆえ、強迫症状は、こうした不安や恐怖が少しでも和《やわ》らげるために生じてくると考えることもできます。だからこそ、ひきこもり状況が改善すると、こうした強迫症状も自然に改善してしまうことが多いのです。

また、こうした二次的な強迫症状は、ご両親とのコミュニケーションに問題があることのサインである場合が多いように思われます。したがってご両親が治療に参加され、ご本人とのコミュニケーションが回復することによって、強迫症状が改善することもあります。このほか、強迫症状に対する通常の薬物治療も十分に有効です。

ここまででおわかりのように、強迫神経症（強迫性障害）の場合は、その恐怖がもたらされる原因がひきこもりの場合とは異なっています。簡単には言えませんが、ひきこもりから生ずる強迫よりは複雑で深いレヴェルから起こっていると考えられますから、こちらの場合は治療もよりいっそう困難になるのです。

パーソナリティ障害とはどういう病気か

二一歳の息子ですが、パーソナリティ障害と診断されました。パーソナリティ障害とはどういう病気でしょうか。いずれは治るのでしょうか？

最近では、ひきこもりのケースについて、「回避性パーソナリティ障害」という診断名を用いる精神科医が多いようです。「回避性パーソナリティ障害」というのは、ほぼ全世界共通の診断マニュアルであるＤＳＭ―Ⅳによる診断名なので、標準化という点から考えれば、この診断名の方が適切であるともいえるかもしれません。実際、ＤＳＭ―Ⅳにおける回避性パーソナリティ障害の特徴は、社会的ひきこもり状態のかなりの部分に該当します。

ただ、私自身は、まだ人格的にも成熟の途上にあるとみることもできるひきこもり事例を、「パーソナリティ障害」という固定的な見方で捉《とら》えることには疑問があります。臨床場面では多くの場合、この診断名は、治療がほとんど不可能と思われるような問題行動のパターンに対して与えられることが多いからです。

パーソナリティ障害には一〇の分類が知られていますが、共通する特徴として指摘されていることに「文化的背景からの影響によるものではない」「柔軟性に乏しく、個人的・社会的状況にかかわらず幅広くみられる」「そのパターンは安定して長期間にわたり持続しており、子ども時代にまでさかのぼることができる」というものがあります。個人的にはこれに加えて「問題が起こっていても内面的に葛藤せず、社会や状況や他人のせいにする」という要素もあると思います。

以上の特徴は、すべて「ひきこもり」には該当しないものばかりです。とりわけひきこもりや回避傾向が子ども時代から一貫してみられるケースは少なく、多いのはむしろ、思春期においてなんらかのきっかけでひきこもってしまうようなパターンでしょう。

またひきこもり事例における回避傾向は、ありうるとしてもきわめて状況依存的です。つまり、ひきこもっている最中にはそれが顕著であっても、ひとたびひきこもり状況から脱しかけると、回避どころかむしろ積極的、活動的になっていく人が多いということです。

このような場合は、やはり回避傾向はひきこもり状況から二次的に派生したものと考えざるを得ないでしょう。加えてひきこもり事例に見られる回避傾向が、文化的な背景を抜きには解釈できないことも挙げておきます。

しかし最大の違いは、個人的見解として最後に付記した「葛藤のなさ」についてです。ひきこもり事例は例外なく、ひきこもっていることで自分を責め、内面的な激しい葛藤に苦しんでいます。

たしかにひきこもり事例も親御さんや他人を責めることが多くみられますし、逆にパーソナリティ障害事例でもいろいろと葛藤を訴えるケースはないわけではありません。

しかし私は、パーソナリティ障害事例も数多く診てきた経験もありますので、このへんの違いははっきりと区別できるつもりです。時間をかけて経過を追っていくほど、ひきこもり事例では自責傾向が前面に出てきますし、パーソナリティ障害の場合は「葛藤の訴え」が表面的なものにすぎず、その本質は責任転嫁と葛藤回避にあることが見えてくるからです。
もちろん「ひきこもり問題」事例とパーソナリティ障害が無関係であると言いたいわけではありません。経験的には、ひきこもり事例の中にも回避性パーソナリティ障害としか言いようのない行動パターンがみられるケースが存在します。しかしそのような事例は、かなり少数です。全体としてみた場合、けっして大勢を占めるわけではないことを、もう一度強調しておきたいと思います。

「ひきこもり」はPTSDと同じか

ある記事に「ひきこもりはベトナム帰還兵と同じく、PTSDである」とありました。どういうことでしょうか？　これは事実でしょうか？

「ひきこもり」とはなにか（二四ページ）をご参照ください。本書では精神障害に起因するひきこもり状態は、すべて原因疾患の病名で診断をつける方針をとっています。よって、ＰＴＳＤによるひきこもり状態の場合は、診断は当然ＰＴＳＤ（心的外傷後ストレス障害）となるわけです。

次ページの**いじめの後遺症で苦しむ息子**の項目でも説明しますが、いじめ体験のトラウマからひきこもる事例がかなりの数存在するのは事実です。彼らの人間不信は相当に根深いもので、そうした点でベトナム帰還兵にたとえたくなる気持ちも理解できますし、比喩として間違いではありません。

ただ、すべてのひきこもり事例がＰＴＳＤではないことも臨床的事実です。ＰＴＳＤにはしっかりした診断基準があります。たんに「トラウマ」があることだけでは、「ＰＴＳＤ」という診断は下せません。まずトラウマがあり、それに起因するさまざまな症状があってはじめて、ＰＴＳＤという診断が成立するのです。

「ひきこもり」の原因はなにか（六四ページ）のところにも書きましたが、トラウマやきっかけが思い出せない、あるいはそれらが存在しないとしか思えないようなケースも、ひきこもり事例には多数存在します。つまり、ひきこもり事例のすべてがトラウマに起因するものでもないし、必ずしもＰＴＳＤ事例に似ているとも言えないのです。

いじめの後遺症で苦しむ息子

二〇代の息子ですが、いじめの後遺症がいまだに後をひいています。数年たっても当時のことがフラッシュバックして本人を苦しめています。アルバイトなどでも、ささいな人間関係のトラブルからも苦しんでしまいます。いじめの事例は「ひきこもり」の中でも特殊と考えるべきなのでしょうか？

私もそのように考えています。その理由として、第一に「自殺」の問題があります。私がこれまでひきこもりのケースを治療してきた中で、残念ながら亡くなられた方が何人かおられます。

ところで、ここできわめて重要な点は、亡くなった方のほとんどが何らかのいじめ経験者であったという事実です。ひきこもり事例の中でも、非常に激しい「いじめ」の経験者というのは、ちょっと別の病気と言っていいくらい異質な存在です。

たとえばあるケースでは、幻聴の訴えが三〇歳過ぎまで続いていました。かつて自分をいじめた人の声が非常に生々《なまなま》しく聞こえてくるというのです。そこだけ考えると統合失調症を考えたくなりますが、幻聴以外はおよそそういった傾向がみられません。これはどういうことだろうとなったわけですが、実はこれはトラウマのフラッシュ・バックだったのです。

正確には聴覚性フラッシュ・バックと言うようですが、これを指摘した研究が、これまでほとんどなかったわけです。唯一の詳しい研究が中井久夫氏によるもので、それは二〇四ページでも紹介した著書『最終講義』にも述べられています。

私はこうしたいじめ型のひきこもりは、通常のケースとは区別して考えるべきではないかと考えています。いわゆる複雑性PTSDの一つのタイプと見るほうがよいかもしれません。もちろんひきこもり事例のすべてがいじめの経験者ではありませんし、そのうちの何割かにすぎません。さらにPTSDと呼びうるほどのケースとなると、さらにその一部ということになるでしょう。

それでも事例数としてはけっして少なくありませんし、きわめて対処の難しい、重要な「疾患」であると私は考えています。「ひきこもり」だけなら状態ですが、PTSDとなれば、これは精神障害の一つとして考える必要があるからです。

まずPTSDについて簡単に説明しておきます。（心的）外傷後ストレス障害と訳されていますが、わが国でもPTSDで知られるようになりましたので、本書ではこれで通すことにします。この疾患は、人が非常に強い外傷的な出来事を経験した結果として、その後さまざまな症状を呈するようになるものです。

症状は大まかに三つに分類されます。一つはトラウマの再体験です。トラウマ的な出来事をフラッシュ・バックのような形で繰り返しリアルに思い出したり、夢に見たり、その出来事が今まさに起こっているかのような行動を示したりします。また、トラウマを思い起こさせるような刺激が少しでもあると、強い不安や生理的な苦痛を感じたりもします。

二つ目はトラウマに関係するような刺激全般を回避しようという態度です。ここには行動範囲の縮小から、愛情が感じられないなどの感情面での狭さまで、多様な症状が含まれます。

三つ目は覚醒亢進《こうしん》による症状で、睡眠の困難や怒りっぽさ、過度の警戒心などがみられます。

いじめPTSDの事例には、前記の特徴のほか、いくつかの重大な特徴があります。まず全般的に高い攻撃性です。

非常に激しいいじめを経験した人、つまり他人からの非常に強い攻撃性と暴力にさらされた人の一部は、その攻撃性を自分も引きついでしまうのです。つまり、被害者のほうも非常に攻撃的な人間になってしまう。その矛先《ほこさき》が人に向かうと家庭内暴力などになるし、自分自身に向かうと自殺になってしまうことになります。

くわえて、強烈な人間不信があります。いじめ被害者の人間不信に匹敵《ひってき》するほど深いそれを、私は他の精神疾患であまり見たことがありません。

彼らを人間不信から救うにはどうしたらよいのか。この疑問に対しては、今もって明快に答えることができません。さしあたりは、治療に入って以降にできるだけ有意義な人間関係を重ねてもらうしかないと考えています。トラウマの記憶というのは、忘れるということはできません。ですから、さまざまな対人経験を通じて、せめて無害なものに変えていければと考えています。

残念ながら、いじめ被害がPTSDをもたらすということは、最近やっと言われはじめたばかりで、治療についても、十分な議論はなされていません。

治療論としては、小西聖子氏などの活動で知られる被害者学が参考になります。治療技法として最近注目されているのは、EMDR、TFTなどのテクニックです。これらはトラウマの体験をイメージさせながら眼球を動かしたり、ツボを刺激したりするものです。こういった技法もその一部は日本の精神医療の中に取り入れられてきています。ちょっと胡散臭《うさんくさ》いと思われるかもしれませんが、有効であった事例が数多く報告されています。

ただし、すべてのいじめられ体験が深刻なトラウマになるとは限りません。あくまでもPTSDとしての症状がある場合のみ、問題とすべきでしょう。

「ひきこもり」に加えて摂食障害もある

娘は二八歳、ひきこもり状態に加えて、過食、拒食という摂食《せっしょく》障害の症状も見られます。ひきこもりが改善されて外出が可能になれば、摂食障害も良くなるのではと思えますが、どちらの治療を優先するほうがよいのでしょうか。

女性の場合は、摂食障害から起こる二次的症状としてのひきこもりも考えられますので、その場合は、摂食障害の治療を第一にすべきでしょう。

私の印象ですが、摂食障害を伴うケースでは、それが二次的に生じたように見えた場合でも、摂食障害のほうが主たる葛藤の原因となってしまうことが多いように思います。ですから、ひきこもり状態に焦点を当てて対応することも無意味ではありませんが、「摂食障害の治療」として対応するほうが、ご本人も問題意識を持ちやすくなると思います。

また「ひきこもり」では治療場所も限られてしまいますが、摂食障害ならば対応してくれる治療機関もずっと多くなるでしょう。もちろん「ひきこもり」にも理解があるところが望ましくはありますが。

これが男性の場合ですと、ひきこもりに伴う一時的な過食に限定されるケースが多いようです。どちらかといえば、いわゆる「ストレス食い」のパターンです。これは疾患としての摂食障害とは異なった問題と考えてよいでしょう。こちらの場合は、やはりひきこもり状態に焦点をあてて治療的対応を考えるようにしています。

しかし、いずれにしても専門家による治療相談は不可欠です。摂食障害の程度によっては、入院治療も検討されるとよいでしょう。もし入院に踏み切れれば、どちらの治療も並行して可能になるからです。

「ひきこもり」でタバコがやめられない場合

二一歳の息子です。鬱《うつ》状態がひどく、昨年入院しました。入院中にタバコを覚え、現在は寝ているかタバコを吸ってるかの状態です。本人はニコチン中毒のような状態ですので、このような場合は何かそちらの治療が必要でしょうか?

「ひきこもり」でパチンコ依存の場合

パチンコ依存症の二五歳の息子のことです。嗜癖《しへき》の専門機関に二年間通院し、社会参加はしないで独りでアパートに住んでいます。斎藤先生の本を読んで親も対応を変えたほうがいいかと思いますが、この病気とひきこもりの関係はまったく別のものでしょうか。やはり専門機関への通いは続けたほうがいいでしょうか？

最近の傾向として、ひきこもり状態にアルコール依存、ギャンブル依存などの症状が合併するケースが増えてきているように思います。ですからもちろん、まったくの別物ということはできません。親御さんの対応面でも、ひきこもりケースと共通する点が多いと思います。

もしいまの時点で、ひきこもり状態にとって好ましくない対応をなさっているのなら、気づかれた範囲だけでも改善していくべきでしょう。

ただし、嗜癖《しへき》や依存症の問題が絡《から》む場合は、ひきこもりと同等かそれ以上の優先順位で対応を考える必要があるかもしれません。浅い依存ならばひきこもりの離脱と並行して改善することもあり得ますが、深い依存であれば、ひきこもり状態とは無関係に持続することが多いからです。

また、アルコール依存などは酒乱による暴力や、肝機能をはじめとする身体的な問題を生じやすく、意欲はあっても動けないといった状態にもなりかねません。こうした場合を考えますと、やはり依存症の治療を優先すべきなのかもしれません。

この点、ニコチン依存は、アルコール依存に比べてずっと問題が小さいと考えられます。もちろん長期的には肺ガンに罹患《りかん》しやすくなるなどの問題がありますから、禁煙するに越したことはないのですが。ご本人に禁煙する意志がある場合は、大学病院などに禁煙外来がありますので、そちらを受診されれば良いでしょう。

最近では携帯電話を利用して、吸いたくなったらメッセージをもらう形で禁煙の成功率を高めている治療もあるやに聞きます。ただ、いずれにしてもご本人がその気になっていなければおよそ無意味です。そのためにも、禁煙そのものよりは、やはりひきこもり治療全体にしっかり取り組んでいただくほうが先決かもしれません。

さて、パチンコ依存の問題ですが、こういった嗜癖の問題は、ある意味でひきこもり以上に対応が難しいところがあります。こちらの場合、嗜癖への治療を優先する必要からも、現在の治療機関で治療相談を継続することが望ましいと思います。

ただ、担当医に現状をしっかりと把握してもらい、できるだけ適切に対応してもらうためにも、親御さんも定期的に相談を受けられることをお勧めします。

それが依存症レヴェルの問題ならば、叱ることも約束させることも、誓約書をとることも、一切無効であることはご理解ください。

さらにパチンコ依存の場合は、借金がしばしば問題となります。ご本人に渡すお金を制限するのはもちろんですが、消費者金融などに借金をしていないか注意してください。また、かりに借金がある場合でも、あっさりと肩代わりなどせず、ご本人に処理を任せたほうがいいでしょう。

依存のためにひどい目にあって懲《こ》りることを「底つき体験」と言いますが、私の知る限り、叱咤激励やアドヴァイスよりもはるかに有効なのが、この「底つき」なのです。ただ、生死にかかわるようなひどい目にあうようでは本末転倒ですから、できるだけ早期に、より無難な形で「底つき」を経験してもらうのが理想的です。

身体疾患から起こる「ひきこもり」の対処法

現在二〇歳ですが、幼少時よりアレルギーで入退院を繰り返し、また高二のときには脳腫瘍《のうしゅよう》の手術を受け、その後ひきこもりがちになってしまいました。

病気がちだったことが原因で「ひきこもり」になった場合、どのように対処したらいいでしょうか?

基本的な対応は、一般的なひきこもり事例への対応に準じていただいてもかまわないと思います。ただ、身体的な疾患でひきこもりがちになる場合、しばしば身体的な自信のなさが無気力につながっていることがあります。また、入院体験や体が弱いことをからかわれるなどの体験がトラウマとなっていて、深い人間不信に陥っている場合もあります。

こうした傾向は、カウンセリングなどの精神療法を通じて対応するのがよいでしょう。具体的には、まず病気からくる劣等感や傷ついてきた体験について十分に聞き取り、治療者との信頼関係をつくりあげて、社会に対する不信感を徐々に克服していくことが望ましいと思います。もちろんご両親も、現在のご本人の気持ちや状態を十分に理解し、否定せずに受け入れることが大切になります。

血友病や膠原《こうげん》病、潰瘍《かいよう》性大腸炎など、難治《なんち》性の身体疾患《しっかん》に罹患《りかん》している場合は、そうした患者さんのための自助グループや家族会の利用を考えてみるのもよいと思います。治療や日常的な困難を克服されるための情報が得られたり、疾患を通じて対人関係が育《はぐく》まれることは、精神的にも癒《いや》される貴重な体験となるはずです。

疾患によっては本格的な自助グループがない場合がありますが、インターネット上にメーリングリストや意見交換のための掲示板があることも少なくありません。まずは情報収集に励んでみていただきたいと思います。

プロザックは「ひきこもり」に効くか

アメリカには、性格が明るく意欲的になるプロザックという薬があると聞きましたが、ひきこもりにも効果はあるのでしょうか。

私のみてきた患者さんの中にも、個人輸入などの手段でプロザックを服用したことのある方が何人かいましたが、まったくといっていいほど効果はありませんでした。むしろ、攻撃的になったり暴力的になったりするなど、好ましくない影響のほうが目につきました。

もっとも、それほど多くの使用経験があるわけではありませんし、そもそも服用して改善した方は私の前には現れないでしょうから、私は無効だった事例を複数みたというだけのことかもしれません。

ただ、プロザックと同系統のSSRIという薬を試用してきた経験からも、他の薬に比べて際《きわ》だって有効ということはないように思います。

プロザック・ブームは、それが「SSRI」とか「脳内薬品」といった耳慣れない名称で紹介されたこともあり、単なる抗うつ薬の一種であるという事実が忘れられているように思います。

もちろん私もひきこもり状態に対して、うつ状態や対人恐怖、強迫行為などが見られる場合、対症療法として少量の抗うつ薬や抗不安薬を用いることもあります。

ただそれは、ご本人が服薬を望んでおり、服薬によって症状の改善などのメリットが明らかである場合に限られます。そうした治療経験から考えて、ひきこもり状態そのものに特別に効果のある薬は、いまのところ存在しません。

もっとも私が考えているように、もしひきこもり状態が個人の病理としてのみならず、家族や社会の病理という側面を持つならば、薬くらいでは解決できなくても当然のことでしょう。

服薬中断後にひきこもり傾向が強くなった

統合失調症の気《け》があると診断され、薬を飲んでいましたが、本人がいやがってやめてしまいました。カウンセリングを受けていましたが、やめてからひきこもり傾向がますます強くなり、カウンセリングを受けるのもやめてしまいました。薬をやめたことと関係があるのでしょうか。

これは大いに考えられます。前のご質問と逆のケースになりますが、薬は精神状態を安定させるばかりのものではなく、意欲や行動を活発化する作用を持つものも少なくありません。この場合、服薬を中断するといっそう無気力や自閉的な傾向が悪化することもありえます。

また、向精神薬の中断は、主に自律神経系を中心としたさまざまな副作用を生じやすいので、患者さんご本人やご家族の判断だけで急に中断してしまうのは危険です。まず担当医と相談しながら、通院と服薬を再開するよう働きかけてみることをお勧めします。働きかけに応じない場合も、ひきこもり事例に通院を促す方法などを参考にして、ねばり強く試みていただきたいと思います。

薬の副作用で寝てばかりの息子

一九歳の息子ですが、ひきこもり初期に統合失調症が発病したのではないかと精神科で診断され、現在薬を飲んでいます。薬の副作用か、あくびばかりし、眠気《ねむけ》のためほとんど寝ていますが、このままでよいのでしょうか?

他の疾患にも当てはまることですが、統合失調症と診断がなされているのであれば、その根拠を常にはっきり説明してもらってください。少なくとも、「無気力だから」「ひきこもっているから」だけでは十分な説明とは言えません。医師の経験的な印象のみではなく、たとえば診断基準的にどうかといった説明を、患者さんはしっかりと受ける権利があります。

とりわけひきこもり状態は統合失調症と「誤診」されやすい状態像ですから、具体的に「ひきこもり」とどのような点が違うのか、そうした点を尋ねてみるのもよいでしょう。

もし統合失調症であるならば、抗精神病薬を服用することで、症状がある程度改善するはずです。動けず寝てばかりいるのも、自発性の減退や自閉といった「陰性症状」のせいかもしれません。まずは状態像をしっかりと伝え、薬物のための無気力なのか症状のせいなのかをはっきりさせましょう。

もし薬物性なら減量か薬剤の変更を提案してみることをお勧めします。また症状ゆえのものなら、陰性症状に有効な抗精神病薬に変更するようお願いしてみてください。

入院中の息子にどう対応すればいいか

ひきこもり五年、二六歳の息子を、家庭内暴力などやむをえない事情から医療保護入院させせました。強制入院だったので最初はかたくなな態度でしたが、いまは毎週一回、本人、担当医、母親で三者面談をしています。診断は境界性の統合失調症とのことですが、「疑い」ということのようで、一番の問題点は人間関係を持ちたがらないことだそうです。

三人で話しているとどうしても、本人は自分のやったことを正当化し、私が正論を言ってしまい、担当医が同調する、という流れになってしまいます。三者面談で本人に自分を気づかせるにはどうしたらいいでしょうか。

すでに「正論」のまずいことはおわかりのようですから、そちらについてはふれません。しかし、かならずそういう展開になるのでしたら、まだその話題は時期尚早《しょうそう》なのかもしれません。ふつうの面会だけにいったん戻して、双方が冷静になってから再開してみるのもひとつの方法だと思います。

強制的な医療保護入院は、後で恨《うら》まれてしまう可能性もありますが、面会を定期的に繰り返して、入院の必要性を十分に説得できれば、そうした事態も避けられるかもしれません。

もちろん担当医の判断が最優先ですが、これから重要になってくるのは退院のタイミングだと思います。

入院にまで至るということは、もちろん危機的な状況でもありますが、大きなチャンスでもあります。問題が未解決のまま退院することがないよう、担当医との連絡を緊密にしていただきたいと思います。診る側の事情を少しお話しすれば、ご家族が熱心である事例ほど、しっかり治療をしようという動機が高まることはあります。

ご本人の置かれている状況を変えるうえで説得力を持つのは、お説教ではなく退院後のプランでしょう。今後の方針として、症状がさほどでもない場合はそろそろ退院を、という話になると思います。そのさい、家庭内暴力が問題であるなら、まず暴力を絶対にふるわないことを約束させたうえで外泊を繰り返してみることをお勧めします。

また、対人関係の問題については、可能であればその病院、あるいは保健所や精神保健福祉センターのデイケアなどに退院後は通うことを条件としてもいいと思います。

統合失調症でも社会参加は可能か

息子は精神科で統合失調症と診断されました。服薬はしていますが、それほど重症とも思われないのに社会復帰の気持ちがまったくみられません。統合失調症も社会参加が大切と思いますが可能でしょうか?

統合失調症の患者さんの社会参加については、時期や病状によっていろいろな意見があり、どのような場合でも社会参加が必要とは断言しにくいところもあります。ただ、このところ抗精神病薬やリハビリ技術の進歩によって、統合失調症の治療もかなり進展し、多くの患者さんがかなりの程度まで改善できるようになりつつはあります。ですから、ある程度症状が改善し、安定してきた段階からは、社会参加の意味は非常に大きくなると思います。また、患者さんのほうも、症状が改善して健康度が高まるほど、社会参加を求める気持ちが少しずつ出てくることが多いようです。

したがって私は、ある程度安定した統合失調症の患者さんには、ほぼ全例にデイケアや作業所を勧めることにしています。

最近はこうした社会資源にも良質な場所が増えてきつつありますので、紹介もしやすくなっています。実際に紹介してみて、うまくいくケースもあれば、いろいろな刺激を受けて調子を崩す場合もあり、後者の場合はいったん中止して、調子が安定するのを待ってから少しずつ別の方向にアプローチしていくというようにしています。

また最近では「SST＝ソーシャル・スキルズ・トレーニング」といって、社会生活や対人関係で必要となるさまざまな知識や技能を系統的に修得するようなリハビリ・プログラムを実践している治療機関もあります。担当医とよく相談しながら、ご本人に向いた場所、適切なプログラムを検討していただきたいと思います。

ちなみに、治療は現在の医療機関で続けながら、デイケアやSSTなどのプログラムは他の病院で受けると言うことも可能な場合がありますから、親御さんも情報を収集し、また担当医にも積極的に尋ねられることをお勧めします。

8

治療にあたっての親の覚悟

治療にあたっての親の覚悟

治療にあたって、親はどんなことを心がけるべきでしょうか？　基本的な心構えを知りたいと思います。

私は治療の最初の段階で、まずご家族の覚悟のほどを問うことからはじめるようにしています。つまり「本当に治療していいんですか」と聞くのです。「当たり前だ」とおっしゃる方には、ひきこもりへの対応には、だいたい三つのコースがあることを説明します。

第一が「治療」です。第二コースは、ご本人が成人している場合、一切の援助をやめて家から放り出す。第三コースは、現状肯定です。つまり「あなたはもう、このまま一生ひきこもっていてくれていい。ただ生きていてくれるだけでいい」という態度です。

実は、これらの態度はいずれも間違いではありません。いささか乱暴にみえる第二コースにしても、ご本人が成人していて、就労も治療も拒否している場合については、親御さんには経済的支援や同居を拒む権利があると、私は考えています。

また、追い出されることでひきこもりから社会参加に至る可能性も十分ありうるわけです。ただ、これはもちろん治療ではありません。よく治療者の方でも「家から追い出しなさい」と言う人がいるようですが、私はそういう勧め方はしません。「追い出す」という選択肢はたしかにあります。ただしそれは、自殺やホームレス化と背中合わせで、それでもかまわないという覚悟があるならおやりなさい、と言うほどの意味です。

それでは第三の現状維持コースはどうか。この現状維持というのはもちろん、このままひきこもったままでよいという考え方です。実際には、そういう考え方に徹することでご本人が立ち直る場合もありえます。「もうお前は何の心配もしなくていい、このままこもっていても親が一生面倒見るから安心してくれ」と親御さんが言ったら、ご本人が「馬鹿にするな」と言って奮起《ふんき》したというケースの話を聞いたことがあります。

しかし、こういう話があるからといって、けっして表面だけを真似しないでほしいと思います。少なくとも、何カ月か後に気が変わりそうな方は絶対言わないほうがいい。言うからには本気で言っていただきたい。つまり、本当にご本人がずっとひきこもったとしても、けっして後悔しないだけの覚悟を固めてほしいのです。

いささか余談めきますが、親御さんの言葉が本気かどうかというのは、ご本人にかなりリアルに伝わるものです。テレビや本で見聞きしたことを上《うわ》っ面《つら》だけ真似しても、まったくリアリティがない。かえってご本人から不信感を持たれてしまうだけです。言うからには、ちゃんと気迫を込めて、誠実な態度で伝えていただきたいと思います。ただし、第三のコースも「治療」ではありません。むしろこれは、治療は完全にあきらめる、という姿勢です。

以上の三つのコースを提示したうえで、私は親御さんにあらためて「治療」を選択していただきたいと思うのです。なぜそんな手間をかけるのか。治療には常に、覚悟と根気が必要だからです。長く苦しい道のりになるかもしれません。

しかし私は、弱音を吐きたくなるたびに、それは親御さんがみずから主体的に選んだ道であることを思い出していただきたいのです。複数ある現実的な選択肢のうちから、あえて治療を選んだからには、それをまっとうすることも親御さんの責任です。

本人への対応のコツを一言で言うと

ひきこもっている本人との対応のコツを一言で言うとどういうことでしょうか?

単刀直入に言いますが、ご家族の対応の目標とは**「ご本人が安心してひきこもれる環境づくり」**、これに尽きます。

ご本人が家の中で居心地《いごこち》の悪い思いをするのではなく、むしろリラックスしてくつろべるような家庭環境を目指していただきたいのです。

これはけっして逆説ではないということにご注意ください。居心地をよくしてあげるということに対して、ご家族は反射的に抵抗を感じると思います。

リラックスさせて居心地をよくしたら、ずっと居座って一生ひきこもられてしまう。居心地を悪くしなければひきこもりは治らない。そういった印象に囚《とら》われている方のほうが、ずっと多いと思います。しかし、それは事実ではありません。

結論だけみると簡単そうに思われるかもしれませんが、これは非常に難しいことです。どんなにご家族が適切な対応をしていたとしても、ご本人がひきこもり状態に安住し、心からくつろぐことはけっしてありません。ご本人自身が自分の状態に引け目を感じ、抜け出したいと願っている以上、これは当然のことでしょう。

要は、すでにご本人自身が十分に苦しんでいるのだから、ご家族がそれ以上の苦しみや葛藤を与えることがないように心がけていただきたいということです。ぜひとも安心して、リラックスさせてあげていただきたいと思います。

もう一つの誤解として、こういう言い方をすると「じゃあ、放っておけばいいんですね」という言葉が返ってくることがよくあります。これも誤解です。

放置も過干渉も、ご本人を傷つけ、苦しめるという点では、ほとんど同じくらい害があります。放置ではなくて、積極的にご本人を安心させるように働きかけていただきたいのです。働きかけはしていただきたいのですが、それはご本人を焦らせたり、不安にしたりするためではなくて、あくまでもご本人を安心させるためのものなのです。

「怠け」や「甘え」と言ってはいけない理由

「ひきこもり」をどうして「怠け」や「甘え」と言うべきでないのかわかりません。

ひとたび治療をする意志をかためたご家族には、「怠け」「わがまま」「甘え」という言葉、これらはもう「この世に存在しないもの」という認識を持っていただきたいと思います。

なぜそこまで言うのか。それは、そういう言葉が何気なく言われただけでも、ご本人からの親御さんに対する不信感が、非常に強くなってしまうからです。せっかく何カ月もかけて築きかけた信頼関係が、たったの一言で全部崩れてしまうということがしばしばあります。これではそもそも、治療にすらなりません。

私はなにも、怠けや甘えという判断が絶対的に誤っていると主張するつもりはありません。ひきこもり状態が、どうしても甘えにしかみえないという視点を排除しようとも思いません。それはそれで（いささか想像力には欠けるものの）健全な感受性ではあると思います。

ただ、そういう見方は良かれ悪しかれ「正論」です。そして「治療」と「正論」はことごとく対立します。治療よりも正論が好きな方は、治療ではなく「家から追い出す」ほうが、態度としては一貫性があるように思います。正論をつきつけながらひきこもり状態を結果的に許容し続けるという中途半端な姿勢のままでは、ご本人とご家族の双方が苦しむ結果に終わるだけなのです。

「本人を信じて待て」と言われた

本人を信じて待つようにと言われましたが、具体的にはどうしていいのかわかりません。本人の何を信じればいいのか、どのように待つことが望ましいのか、教えてください。

「信じて待つ」というときの「信じる」とは、ご本人の向上心、つまり「立ち直りたい」「社会参加したい」という意志を信じることです。これはご本人が決して親御さんには見せようとしない部分ですから、さしあたりは無条件に信ずるほかはありません。待つことなくしてひきこもりの治療は成立しませんが、ただ「待つ」というだけでは、どうしても受身的、あるいは消極的な姿勢と誤解されがちな傾向があります。

しかし、待つということは、けっして消極的な行為ではありません。ご本人に直接に働きかけずに、まずご家庭をご本人にとって居心地の良い環境に変えていくこと。つまり治療の外堀を埋《う》める作業です。

一口に環境改善といっても、もちろん簡単ではありません。ご本人が十分にリラックスして過ごせるためには、ご両親が正しい対応の知識を十分に学習することが必要です。また、ご両親が強い不安や焦燥《しょうそう》を感じていると、そうした感情はご本人にも影響してしまいます。

ですから、ご両親自身が治療相談に通いつつ、腹の据《す》わった対応が徐々に可能になるように工夫しなければなりません。こうしたことを一つ一つ、能動的かつ積極的にこなしていくことも、「待つこと」の重要な側面なのです。

「本人のすべてを受容」とはどうすることか

カウンセラーからは「家族はお子さんのすべてを受容しなさい」と勧められているのですが、どのようにすればよろしいのでしょうか?

受容的態度なくしては治療になりませんから、これは当然の前提です。ただしもうひとつ大事なことは、受容にせよ、待つことにせよ、そこには常に限界があるということです。

人間のすることにはすべて限界がありますから、何でもかんでも受容できるはずもありません。ところが、受容を勧める専門家の多くは、どこまで受容すればよいかという限界設定をなかなか教えてくれません。

私は仕方がないので自分で考えざるを得ませんでしたけれども、こうした受容の限界設定、すなわち「受容の枠組み」は絶対に必要です。限界なしの受容というのは、かえってご本人に呑み込まれる恐怖感を与えるなど、病理的な問題につながっていきますので、あまり感心しません。

それでは、何について限界設定をするか。まず一番大事なのは暴力、次は金銭です。この二点は限界設定抜きでは語れないと思います。どのように限界を設定するかについては、それぞれの項目をご参照ください。

子ども扱いはいけないか

治療者から「子ども扱い」がいけないと言われるのですが、具体的にどんな点に気をつけたらいいのでしょうか？

奇妙なことに思春期的な葛藤は、それを経験した人でさえ通り過ぎれば忘れてしまうもののようです。それが成熟ということなのかもしれませんが、結果的に子どもの苦しさに共感できなくなるようでは困ります。

このことと関連して、日本の家庭全体に一般化できるかどうかはわかりませんが、思春期以降の子どもとのつきあい方が極端に不得手な親御さんが多いことは事実であろうかと思います。これはうがった見方をすれば、親の側が、子どもが「性的存在」であることに耐えらえないのではないでしょうか。

多くの家庭では、子どもが思春期を過ぎて扱いにくくなるにつれ、親は親を演ずるようになっていきます。前思春期の、比較的自然な親子関係から、思春期以降のぎこちない親子関係へ。

このとき、親は親の立場を維持しようとして懸命に親を演ずるようになります。過度に厳格にふるまったり、過度に理解を示したり、過度に放任気味になったりなど、その表現のかたちはさまざまですが、演技という点では共通しています。

そのなかには子どもの成長を否認する親、つまり、子どもが思春期にさしかかっていることをけっして認めたがらない親も存在します。成人した息子をいつまでも「○○ちゃん」といった少年期の愛称で呼び続けたり、他人に紹介するとき「うちの子は」「この子は」といった表現をついしてしまう母親は珍しくありません。

こうした態度が成熟の否認につながり、ときには過度な母子密着や退行をうながす土壌を作ります。少なくとも「ひきこもり」に関しては、こうした態度は社会参加を妨げる可能性がありますので、あまりお勧めできません。

家族と関係なく「ひきこもり」を治せないか

家族関係を新しく構築することが必要と言われますが、本人以外の家族にはそれほど大きな問題はないように思えます。家族の間に波風を立てることには抵抗があるのですが。

現在のご家族のありようを見直し、それを変化させることはたしかに大変なことですし、危険も伴います。しかし、**ひきこもりシステム**（八三ページ）のコラムでも説明しているとおり、あくまでも「家族関係の徹底した再構築に基づいて本人を動かしていく」というのが、私の方法論です。

「できれば家族はこのままで、なんとか本人だけ治してほしい」という要望には、残念ながら私の力量ではお応えできません。

ひきこもりの治療というのは、風邪やできものを治すような、部分的な働きかけではどうにもなりません。大げさではなく、人ひとりの生き方を変えようというのですから。

そのためには、同居しているご家族の側も変化しなければならないのは、むしろ当然の礼儀であり責任というものではないでしょうか。

治療の中では、しばしば家族間のさまざまな価値観の相違や摩擦《まさつ》が問題化してきます。その過程で、ご本人もご家族も傷つくことでしょう。まるで何事もなかったように、跡形もなく治るなどということはありえません。どうしても波風を立てたくないということであれば、前の項目で示したように、現状、つまり「ひきこもったまま」の状態を一〇〇％肯定していただく必要があるでしょう。それもまた一つの選択として尊重されるべきではありますが、少なくとも「治療」とは呼べないことだけは、繰り返し強調しておきます。

本人が転居を望んでいる

本人が現在住んでいるところから引っ越したいと言っています。環境が変われば気持ちも変わるかと思い、一家で転居することも考えていますが、どうでしょうか？

ひきこもりの治療中は、生活環境の大きな変化は基本的には避けるべきです。私がみてきたケースで、近所の視線が気になるからというご本人の希望で転居に踏み切ったご家族もいましたが、結果としてひきこもり状況はさほど改善しませんでした。引っ越し先でも、しばらくすると近所の視線が気になるようになってしまったからです。

このような場合、問題は住んでいる環境そのものにあるのではなく、ご本人が対人刺激や周囲からの視線に過敏になっていることにあります。ですから、こうした過敏さそのものを変化させる機会がなければ、外出の困難さはどこに住んだとしても続くと思います。

また、ご本人にしても、せっかく転居したのに状況が変わらなければ、それが罪悪感につながる可能性があります。「また家族に無駄な負担をかけてしまった」という引け目が強くなって、ひきこもり状況がいっそう悪化する危険性もあります。ただ、転居についてはまったく成功例がないわけではありません。「ご本人のため」だけということでなく、ご家族全員の希望と総意という形にもっていくことができれば、うまくいく可能性もあるでしょう。くれぐれも慎重にご検討ください。

9

はじめは親の通院から

両親だけが通院することに意味はあるのか

まず両親が通院する意義を詳しく知りたいのですが。

これには消極的な意義と積極的な意義があります。

まず消極的な意義としては、「ひきこもり問題」事例の治療では、ご本人が最初から治療を望んだり、通院に参加したりする可能性がきわめて低いということがあります。しかし、そうかといって、ご本人が動き出すのを待つばかりでは、なかなか治療・相談へ向けて動き出すことができません。その意味で、まずご両親が率先《そっせん》して動くほかはないのです。

積極的な意義としては、いくつかあります。**不登校は予防できるか**（九二ページ）の項目でも述べましたが、この種の問題は、あまり「早期発見・早期治療」が向いていません。まして「ひきこもり」が一義的に病気とは言えない以上、それが本当に治療の対象であるかどうかを、よく吟味《ぎんみ》してから働きかけを始めるべきでしょう。無駄に早い介入は、親御さんへの不信感やご本人の傷つきなどから、事態をいっそう混乱させかねません。

また、たとえ本人不在であっても、適切な対応指導によって親御さんの態度が変わるだけでも、状況が好転することがありえます。それゆえ、ご本人に先立ってまずご両親が相談を受けてみることは一般的に望ましいのです。

それでは、ひきこもって何もする気がないようにみえるご本人を、治療へと動機づけるにはどうすべきでしょうか。もちろん、治療を受けるように議論や説得をすることは完全に逆効果です。原則は常に「まず親がやってみせること」です。

通院に限らず、外出にしても趣味を持つことにしても、まず親御さんが率先して行動してみせること以外に、ひきこもっているご本人を動機づけることは不可能ではないでしょうか。ご本人の向上心を信じつつ、ひとまずは親御さんが行動してみせ、ねばり強く行動しつづけること。これ以外にご本人を通院に導く道はないと、私は考えています。

親の通院を本人はどう思っているか

親のみ通院していますが息子は自分のことは放っておいてほしいと思っているようです。本人は深刻に考えていないようですが、私が行動することで本人にどのような意識の変化が生じるのでしょうか。

ひきこもり状態に、心からくつろいで安住できるほど強い人はいないでしょう。誰しもがなんらかの葛藤を抱えながら、不本意ながらひきこもっているのです。

ただ、葛藤があることがそのまま行動につながるとは限りません。むしろ葛藤の悪循環が、状況を固定化し、抜け出しにくくする場合すらあるのです。そこから行動を起こすためには、なんらかの「呼び水」的な刺激が必要になってくるでしょう。

私はよく、「九割の肯定と一割の葛藤」という言い方をします。ひきこもっているわが子に向きあうときの姿勢として、コミュニケーションの九割は本人を認め、肯定するメッセージであってほしい。

でも、「ひきこもり」を一〇〇%肯定することは、むしろ不自然なことです。さらに言えば、いかなる生き方についても一〇〇%肯定ということはありえないでしょう。健常な内省力を持った人であれば、ときには自らの生き方を振り返って、「これで本当によいのだろうか」という懐疑《かいぎ》を持つほうが自然ではないでしょうか。

ひきこもり状態も生き方の一つとして、大筋では肯定感を持ってほしいけれども、一割程度は葛藤もあったほうがよいと思います。親御さんが通院することは、そうした「健全な葛藤」の維持と、葛藤から行動への回路を開きやすくする意味があるでしょう。

私の経験からみて、最初強く反発している人ほど、内心は親御さんへの申し訳なさを感じていることが多いように思います。深刻に見えないのは、みせかけだけのことが多いのです。ひきこもっているご本人は、たいてい自分の親には弱いところはみせないし、弱音も吐きません。

ただ、親御さんが自分のために一生懸命動いている姿は細大漏《も》らさず見ています。ですから、はじめはまったく拒否的であっても、だんだんと治療に関心を示してきたり、医師について質問してきたりするようになります。

また、自分のことで親御さんが通院を続けている申し訳なさも感じないわけではありません。そうしたところから、「借り」の感情がめばえ、心の中に蓄積していきます。この気持ちがピークに達したとき、ご本人は通院を開始するでしょう。

親の努力は無駄か

家族会には遠方から毎回出席されている方も多いと聞きましたが、親の努力は報《むく》われるのでしょうか？　親が何年努力しても結局だめということもあるのでしょうか？

私は、ご両親が一定の協力態勢のもと、十分に時間をかけて、正しい方法で対応を重ねれば、必ず努力は報われると考えています。「両親の協力態勢」、「時間をかける」、「適切な対応」、この三要素の大切さははかりしれません。私は理想論を言っているのでしょうか。

しかし、ここに挙げたことの一つ一つは、平均的な家庭においては、それほど難しいことではないと思います。なかなか努力が報われないとお感じのご家族は、ぜひともこの三点について、もう一度チェックしなおしてみてください。

言い換えると、このいずれかが欠けるだけでも、解決はかなり困難になるということでもあります。もちろん不可能という意味ではありませんが、効率は著《いちじる》しく下がります。早い改善を望むのであれば、努力の質が問われることは、いたしかたがないことと思います。

長年努力されてきた親御さんには酷《こく》な言い方かもしれませんが、「正しい方法」を完璧に実行することは誰にとっても難しいことです。状況が変化しないようであれば、何度でも対応方針についてチェックしなおしてみることをお勧めします。

親の通院を本人に話すべきか

息子が家の中でリラックスし、安心して過ごせるように配慮してきました。しかし、親が病院で相談していることを本人が知ったら、現在の自分の状態を親は否定していると感じ、普段の親の言動、かかわり方と矛盾してしまうように思うのですが。

家族間のコミュニケーションがうまくいくことは非常に素晴らしいことです。この段階にすら辿りつけずに迷っているご家族が多いことを考えますと、せっかく達成したご家庭の良い雰囲気を壊したくないとお考えになるのもわかります。しかし、どんな場合にも、受容には枠組みが必要です。

もしご家族が、「いまはせっかくうまくいっているし、これ以上の改善は望まない」とおっしゃるのなら、もちろんそれでかまわないでしょう。

しかし、もし今以上の「改善」、つまりご本人の将来における社会復帰を望まれるのなら、いまの良い雰囲気を温存するのみでは、現在以上の進展は難しいと思います。ご本人がリラックスし、ご家族間に親密なムードが育まれることは重要なことです。

しかし、さらにそこに変化を起こすためには、和気藹々《わきあいあい》としたムードの中にも、ちょっとした違和感が必要になってくるでしょう「信頼して待つ」ことをお勧めするのは簡単ですが、私は経験的に、この状況が容易に年単位で続いてしまうことを知っています。それに耐えるためには、それこそご家族の側の多大なる「不自然な努力」が必要となってくるでしょう。やはり親御さんの「このままではまずい」という問題意識は、それなりに表現されたほうがよいと思います。もちろん問題意識が強すぎると、叱咤激励や正論になってしまいますから、これはもちろん問題外です。

しかしまったく問題意識がなくなってしまっても、ひきこもり状態が慢性化するおそれがあります。ご本人を不愉快にさせないコミュニケーションを中心にしつつ、この「治療の必要性」については、あえて促しを続けていただきたいと思います。

具体的には、これまで何度も申し上げてきたように、親御さんのみの治療相談を開始し、そこへ本人を徐々に誘い込んでいくことです。それに対してご本人が腹を立てたり、家族関係が一時的に悪化したりすることもありえます。しかし私の経験からは、親御さんが自分に通院を強制するつもりがないことがわかると、親御さんのみの通院は次第に受け入れられるようになることが多いのです。ここでも九割の安心感に、一割の問題意識を加えることを忘れないでいただきたいと思います。

さじ加減は、状況に応じて調節していただいてかまいませんが、くれぐれも問題意識だけになってしまわないようご注意ください。

通院に向けての上手な誘い方

地方から治療相談に通院中ですが、本人には「東京へ行ってくる」とだけしか言っておりません。通院していることをどのような形で伝えたらよいのでしょうか？　もし伝えたら、もっとひきこもってしまうのではないかと心配です。

なんとかご本人を通院させたいと思うあまり、半分だますような形で病院に連れてくるご家族がいます。「ちょっと買い物に行きましょう」「内科で身体検査をしてもらおう」「お見舞いに行くからつきあって」等々。しかし、こうした方法で精神科に連れてこられた方は、最初から腹を立てていますし、二度と通院しようとしなくなります。あるいはまた、「取り引き」も禁物です。通院してくれたら買い物につきあう、通院してくれたらお小遣《こづか》いをあげる、などという条件で、通ってもらおうとすることです。しかし、取り引きに応じて早く受診したところで、やはりそれきりになってしまう可能性があります。あるいはその後何年間も、取り引きなしでは通院してもらえなくなる可能性もあります。早く受診させることよりも、治療者に会おうという気持ちになるまでの過程を大切にしてほしいと思います。あまり焦りすぎると、このように大きな損失をこうむることがあるからです。

ご本人に話すさい、もってまわった言い方、オブラートでくるんだ表現をお考えかもしれませんが、それらもあまり役に立ちません。あくまでも率直にストレートに、「あなたのことが心配だから相談に通っている。家族会にも出ている」と話してください。もしご本人が「そんなところに行くな」と怒ったとしても、「親だけでも行かせてほしい」と、粘ってみてください。親御さんにはその権利があります。さらに言えば、ご本人にも実は問題意識はありますから、それほど執拗《しつよう》に反対されることはないと思います。

あとは毎回、通院のたびに出がけに一声ずつかけて誘ってみるようにしてください。もちろんすぐには動かないでしょうが、根気よく続けることが大切です。ご本人が誘いかけを無視したり断ったりするようなら、それ以上くどく説得などはしないでいったん引き下がり、親御さんだけで通院してください。大切なことは「くどさ」よりは「まめさ」です。

ご両親が通院している事実を告げた後は、次はいつが通院日であるかをカレンダーに記入するなどして、ご本人にわかるようにしておくことです。通院日の朝は、かならず一声かけて誘います。そのほうが、前日に約束させるより有効だからです。

また、誘ってから当日までの時間が空《あ》きすぎると、当日を待つことがご本人にとってプレッシャーになってしまうこともあります。前日には「行く」と決意しながら、一晩たつと「やっぱり行かない」となることも多い。やむを得ない場合を除いては、当日の朝に声をかけることを原則とします。

通院は二〜三週間に一度程度のペースがいいでしょう。一カ月以上間隔があいてしまうと、誘いの効果は激減するようです。ご家庭での正しい対応を心がけつつ、こうした働きかけを半年から一年間ほど継続できれば、いずれ根負けしたご本人が治療場面に現れてくるでしょう。

ただ残念ながら、この段階で治療が中断される場合が最も多いのです。それほどご本人抜きの通院は徒労感《とろうかん》が強いことを、治療者の側も配慮する必要があるでしょう。あまり「通院する—しない」にこだわりすぎると、そうした徒労感に襲われやすくなります。むしろご本人の気持ちの動きに注意してください。それまで通院すら大反対だったご本人が、いつの間にかなにも言わなくなる。治療者に興味を示す。治療で何を話してきたか、何を言われたかを知りたがる。いずれも良い兆候《ちょうこう》で、ここまでくれば、ご本人の受診までもう一息と考えてよいでしょう。

治療導入のタイミングはいつがいいか

　本人と両親のコミュニケーションは良くなってきていますが、家族会に出席していること、医師に相談に乗ってもらっていることを本人に話すタイミングがつかめません。以前のひきこもり状態に戻ってしまわないか、いつも躊躇《ちゅうちょ》してしまいます。

　このような状況でご心配なさるお気持ちはよくわかります。しかし私の経験では、通院していることが決定的な出来事となってひきこもってしまった、あるいは、せっかくうまくいっていたコミュニケーションがすっかりダメになってしまった、といったケースは記憶にありません。

　ご本人は、けっして表には出しませんが、心の底のほうには、強い向上心を秘めているものです。治療が受け入れがたいのは、多くの場合プライドによるものですが、まさにこのプライドゆえに、向上心が消えることはないのです。

　治療を促すことがご本人のプライドを傷つける場合もたしかにあります。しかし、それが決定的なトラウマになりにくいのは、理性と向上心ゆえに、ご本人自身も治療の必要性を心のどこかで認めているからです。一般化が危険であることは承知のうえですが、その一点を信じられなければ、治療導入も訪問指導もきわめて困難なものになるでしょう。

通院や家族会のことは、いつかは伝えなければ治療にすらなりませんし、また、いずれはわかってしまうことです。むしろ、ずっと後でご本人に知られてしまうほうが、親御さんへの不信感が強くなってしまう可能性もあります。

また、ご本人のほうから進んで「治療を受けてみたい」と切り出してくる確率は、限りなくゼロに近いとお考えください。以上のような理由から、タイミングをはかりすぎてチャンスを逃すよりは、できるだけ早い時期に、思い切って話してみることをお勧めします。

たしかにご本人は、一時的には腹を立てたり気分を害したりはするかもしれませんが、ご両親が根気よく対応しながら通院を続けていれば、意外にあっさりと通院の事実を受け入れ、ご本人なりに治療に期待するようなこともありえます。まずは、働きかけをはじめてみてください。

親の通院は秘密にしたほうがよいか

本人には言わずに、両親のみが通院を続けています。これからも通院のことは秘密にしておいたほうがよいでしょうか?

親御さんには裏表《うらおもて》がない態度、とにかくわかりやすい態度をとっていただくのが理想です。たとえば親御さんが病院に相談に行ったら、ちゃんと「病院に行ったよ」とご本人に伝えてください。

もちろんそのことはご本人を怒らせるかもしれませんし、時にはそのせいで口もきかなくなる、などということもありうるでしょう。しかし、通院していた事実が後で不用意にわかってしまうよりは、率直に伝えたほうが、ずっと怒りは少ないはずです。

しかもそういった怒りは、それほど長続きしないことが多い。実はご本人も治療の必要性をどこかで感じていますから、「親が病院に行くくらいは仕方がない」と思うことができるのです。

このことに限らず、ご本人に隠して水面下でことを運ぶようなことは、できるだけしないほうがいいと思います。理想は治療と対応の過程をガラス張りにすることです。治療に限らず、親御さんがどんな本を参考にしているか、どんな講演会や勉強会に行っているか、そうした情報もできるだけ伝えてください。

もちろん、常にそうはいかない場合もあるでしょう。とりわけご本人が家庭内暴力をふるっているような場合は、難しいかもしれません。それでも、理想はあくまで「率直でわかりやすい対応」に置いていただきたいと思います。

なぜそうする必要があるのか？　ひとつは**コミュニケーションのとり方**（『「ひきこもり」救出マニュアル〈実践編〉』）の章でもふれるように「腹のさぐり合い」を最小限にするためです。少々不快感を持たれたとしても、不信感を抱かれるよりはましです。たとえば親御さんが相談や講演会などで勉強して、ご本人への対応の仕方を変えたとします。たとえそれが良い変化であっても、それはご本人にとっては不気味なことなのです。

ご本人は親御さんの態度や家庭の雰囲気の変化に非常に敏感になっています。急に優しくなった親御さんの態度に「なにかカルトにでも入信したのではないか」と疑いをもってしまう場合すらありうるのです。そういった無用な不安感を与えないためにも、平明で開かれた態度が、きわめて重要になってくるのです。

医師との面接の内容を本人に伝えるべきか

現在、母親だけあるクリニックに通っています。そこで医師と話した内容は本人に伝えたほうがいいのでしょうか？　また、どのように伝えるべきでしょうか？

ご本人への接し方の基本方針は正攻法です。通院していることや本を読んでいること、家族会に参加していることなどは、ありのままに伝えていただいてかまいません。ただ何事も程度の問題はあります。面接の内容を毎回伝えられることは、ご本人にとって苦痛でしかない場合もありうるのです。「きょうは病院に行ってきたよ」「次の予約はいつだよ」とだけ話して、ご本人の反応をみてください。拒否的ムードならそれだけにとどめ、もっといろいろ聞きたそうなら、話を続けるのがよいでしょう。
ちなみに私の場合は、「医師があなたに会えず残念がっていた。『この次はぜひお会いしたい』と言っていた」と伝えていただくことにしています。ときには名刺に簡単なメッセージを添えて、通院へ誘う場合もあります。いつもうまくいくとは限りませんが、それだけの工夫で、けっこう喜んでもらえたり、実際に通院がはじまった例もあります。

意外に見落とされがちなこととして、親御さんは治療者をほめてはいけない、というルールがあります。通院を促したい親御さんとしては「あんな素晴らしい先生はいない」「あの先生に話を聞いてもらうだけで、心から安心できる」などと、つい高い評価を伝えがちですが、これは完全に逆効果です。

親御さんがほめればほめるほど、ご本人は「どうせ親の味方ばかりして、自分のことを批判するような人間だろう」と考えてしまいがちなものです。

むしろ「まああじゃない」とか、「ちょっと頼りないけど、あんなものでしょう」というくらいの評価のほうが、ご本人の抵抗感も小さくなるでしょう。

「何をしても無駄だ」と嘆く三〇歳の息子

今年三〇歳になる息子は、毎日私たち親の顔を見れば「もう終わりだ」ばかりです。私がカウンセリングを受けたり親の会に出たりすることも「何をしても無駄だ」と言います。

こういう息子と私はどう向き合っていけばいいでしょうか。主人は「母さんのしていることは無駄じゃないよ」と必ず本人に言っております。

三〇歳という年齢は、ひきこもっている人たちにとっては、大きな断崖絶壁のように感じられるようです。特にストレス要因が見あたらないのにふさぎ込んでいる患者さんに尋ねてみたら、三〇歳の誕生日が間近に迫っていた、という経験もときどきします。たしかに周囲からは自業自得《じごうじとく》にみえるとはいえ、ひきこもったまま三〇歳を迎えることの重さは、生半可《なまはんか》なものではありません。そのことだけで生きる希望をなくし、自殺を考えたとしても、けっして大げさな反応とは言えないのです。

そういう意味では、まずご本人の絶望感を十分に理解してあげることが肝要です。そのうえで、ご本人の訴えを遮《さえぎ》ったり否定したりしないでじっくり耳を傾けること。ご本人も解決策がほしくて訴えてきているというよりは、そういう気持ちをわかってほしいという動機が大きいと思います。

さらに言えば、ご本人自身「もうおしまいだ」と言いながらも「まだ終わりじゃない」という希望を捨てきれずにいると思います。ただ、もちろん「もうおしまいかどうか」ということで議論をしても得るものはありません。

このさい親御さんの側の姿勢としては——ある患者さんから教わった言葉ですが——「期待はせず、希望は捨てない」というニュアンスで向きあうのがよいのではないかと思います。

「治療費が高い」と怒る

二〇歳の長男がひきこもっています。先日私と一緒に、ある先生のカウンセリングを受けました。しかしその後、「高いし（一万円）意味がないからやめろ」と言いました。私は続けたいのですが、息子は気に入らないことをすると怒り出しますので、迷っています。

「母親は行くな」と言う息子

ひきこもりの講演会や家族会に参加することを本人に話したところ、たいへん怒って「父親はいいが母親は行くんじゃない、余計なことはするな」と言われてしまいました。以来父親だけが参加していますが、今後はどのようにすればよいでしょうか？

いずれの場合も、ご本人の話に耳を傾けることは大切な姿勢ですが、「いいなり」にばかりなっていてはむしろ逆効果です。もしもご本人が「やっぱり父親も行くな」と言い出したら、治療や相談にもまったく参加できなくなってしまいます。私はこういう場合こそ、受容の枠組みという考え方を大切にしてほしいと思います。これについては、**「本人のすべてを受容」とはどうすることか**（二四五ページ）の項で述べてあります。

まず「なぜ行ってほしくないのか」を、ご本人に尋ねてみてください。いろいろと否定的なことをおっしゃるだろうとは思いますが、決定的な理由については合理的に表現できない可能性が高いと思います。これは、ご本人も現状のままではまずいということくらいは承知しているからです。お母さんに行ってほしくないという理由が、もし非常に説得力のある言葉で述べられた場合は、もちろんそれについて検討しておく必要があります。

しかし、さきほども述べたとおり、それは難しいでしょう。もしそうであるなら、ここはお母さんに頑張って抵抗していただきたいところです。まずは説得と話し合いです。妥協の余地がほんとうにないものか、ご本人と十分に時間をかけて話し合っていただきたいと思います。話し合いに応じない場合でも、繰り返し呼びかけることをお勧めします。

治療費に対するこだわりは、比較的よく見られるものです。しかし、無料で長期間、実質を伴った治療相談を受けることはできません。もちろん、医療機関であれば保険がききますから、もう少し安くなるとは思います。しかしこちらの場合は、待たされたり面接時間が短いなどの問題が出てくる可能性があります。また、親御さんだけの相談であれば自費診療扱いとなりますので、さほど割高感は変わらないかもしれません。

いずれにせよ、親御さんのみの治療・相談についてだけは、ご本人が嫌がっているとしても、あえてそれを振り切って開始せざるをえないことはしばしばあります。ぎりぎりの判断ですが、私は経験的にそうした判断を支持したいと思います。前にも説明いたしましたように、それは親の権利であり、最終的にはご本人の利害と一致するはずのことであるからです。

もちろん、どのようなタイミングであっても、話し合いの機会は持っていただきたいと思います。しかし、この点に関してはとりわけ「いいなり」になることの危険が大きいことをご理解いただきたいと思います。通院以外の部分で、ご本人の気持ちを汲《く》んだり話を十分に聞いたりすることで、こうした不信感は、おおむねカバーできると思います。

「父親の参加が重要」と言われると気が重い

ひきこもりの治療には、父親の参加が非常に重要とのことですが、そのように言われるとそれが正論に聞こえ、治療に対して尻込みしてしまいます。

私は、「ご本人がひきこもっているが、ご両親はそれをなんとか改善したいという意志を持っており、可能であれば一致団結して治療にのぞむ準備と条件がそろっている」ことが「治療」の大前提であると考えています。ですから、ご家族に対しては意図的に正論を説き、叱咤激励を繰り返しているわけです。

そのことをどうしても受け入れられないご家族は、もう一度治療の必要性について再検討するところからやり直していただいたほうがよいかもしれません。親御さん自身が介入を尻込みし、ひきこもってしまっている場合、そうした態度はご本人を絶望させるだけです。

まずご両親が「ひきこもり」から抜け出したのちに、ご本人と向き合ってみることをお勧めします。あるいは次の項目で述べるように、お父さんは治療も含めて、ご本人に一切関わらないという方針に切り替えざるをえないかもしれません。いずれも厳しい選択ですが、治療にはそれだけの覚悟が必要ということでご理解いただきたいと思います。

父親が参加しないと治療は難しいか

父親が、「仕事が忙しい」からといって、どうしても協力してくれません。父親が参加しないと治療はできないのでしょうか？

この問題は、家族対応の中でも、最も難しい問題のひとつです。父親の参加は必ずしも「不可欠」ではありませんが、非常に重要なポイントです。お父さんが熱心な事例ほど、治療も進展しやすいのは、私の経験上からもあきらかです。

ただ、お父さんの側も、必要以上に大変な作業ではないかと誤解されている可能性もあります。そうした場合、必ずしもお母さんと同じ密度で治療に参加してくれなくてもかまわないということを、まずご理解いただく必要があるでしょう。

なにも仕事を犠牲にしてまで本人に関わってくださいということではありません。ただ、本人との接点がときどきあるでしょうから、その場面では適切に振る舞っていただきたいのです。

定期的に通院するのが難しくても、一～二カ月に一回でもいいので、ご両親そろって家族会や勉強会に参加するよう、働きかけてみてください。

難しいのは、状況を認めたくないために、ご本人とかかわることから逃げてしまっている場合です。言葉を尽くして説得を試みても、まったく相手にされないということも、残念ながらありえます。

どうしても協力が得られない場合は、お父さんを「隔離」して治療をすすめる方法に切り替えることもあります。つまり、治療に参加しないかわりに、ご本人とのかかわりを一切やめてもらうという方法です。この場合、条件は悪くなるためいくぶん回り道になりますが、「治療」は必ずしも不可能ではありません。

いずれにしても、ご夫婦間の問題は一筋縄《ひとすじなわ》ではいきません。また、この問題は本書で取り扱える範囲を超えていますから、あとはいくつかの体験談でお茶を濁させていただきます。

あるお母さんは、治療に協力的でないお父さんとは一切口をきかず、家事も全面的にボイコットしてしまい、お父さんは渋々ながら治療に参加せざるをえなくなりました。

別のお母さんは、夫を振り向かせるコツをこんなふうに話してくれました。「夫がとりわけ機嫌のいいときを狙って、私がわざとキレるんです。これを繰り返していると、だんだん効いてきます」

また、ある女性の社会学者は、私との対談でこんなふうに発言していました。「問題行動があらたまらない夫には離婚をつきつけるのが一番有効な処方箋です。威張《いば》って偉そうにしている男ほど、恋人や妻に去られそうになると自信がぐらついて慌《あわ》てはじめるんです」。これは、そのとおりだと私も同感せざるをえませんでした。

これらの言葉をどのように解釈し、どのように応用するかは各人にお任せいたしますが、対応上の大きなヒントにはなるのではないかと思います。

文庫版　補足と解説

本書を出版してから一〇年以上の年月が流れた。

　ひきこもりを取り巻く状況にも、さまざまな変化があった。大きく変わった部分もあれば、ほとんど変わらない部分もある。

この「マニュアル」文庫版について言えば、今回は内容そのものにはほとんど手を加えなかった。もちろん今のひきこもり状況にそぐわない面もあるが、そうした部分もあえてそのまま残し、この「あとがき」で現状を補足することにした。その理由は大きく分けて三つある。

一つは、現状に合わせて加筆するとなると、ほとんど一冊書き下ろすほどの時間と労力を要するためである。今回はさすがに、そこまでの体力的・時間的なゆとりがなかった。

二つ目は、私自身の、本書に対する個人的愛着ゆえである。本書は私にとって、ひきこもりに関する二冊目の著書となったわけだが、当時、渾身の力を注いで、この大部の本を一気に書き下ろした。出版社に無理を言って、恵比寿のホテルに缶詰にしてもらったりもした。そのためもあってか、本書にはひきこもり黎明期の荒削りの気負いがこもっている。大幅な加筆によってそうした雰囲気を壊すに忍びない、という個人的な思いもあった。

三つ目の理由。残念ながら、こと「治療」に関して言えば、ひきこもりを取り巻く状況に、それほど大きな変化はもたらされていない（就労支援のあり方には多少の進歩があったが、それについては「実践編」の解説で述べる）。つまり、本書で私が示した方法論は、いまなおそれなりに有効なものであると自負している。

それゆえ事実関係の修正に比べれば、治療論に関してはほとんど修正の必要を感じなかった。それを私自身の進歩のなさと責められれば返す言葉もないが、事実は事実である。今回の文庫化を受ける決意を最終的に固められたのも、この事実があればこそ、だった。

本書が出版された二〇〇〇二年以降、ひきこもりを巡ってさまざまな動きがあった。代表的なものを簡単に振り返っておきたい。

二〇〇二年、イギリス公共放送のBBCがひきこもり紹介番組「Japan: The Missing Million（日本：失われた百万人）」をテレビ放映し、国際的にも大きな反響を呼んだ。海外でひきこもりが大きく紹介されたのはこれが最初だった。

次いで二〇〇三年、厚生労働省から、ひきこもり対応ガイドラインの決定版が配布された。また同年、ＮＨＫ教育テレビジョン（現在はＥテレ）で、一年間にわたって「ひきこもりサポートキャンペーン」が組まれた。この企画は、ウェブサイト上の相談企画とも連動しており、啓蒙活動としても大きな意味を持っていた。

二〇〇四年には玄田有史・曲沼美恵『ニート――フリーターでもなく失業者でもなく』（幻冬舎）がベストセラーとなり、ひきこもりに近い非社会的な若者の代名詞として知られるようになった。「NEET（ニート＝Not in Education, Employment or Training）」概念そのものはイギリス由来のものであるが、日本に導入される際に定義などがかなり変更され、「日本版ニート」とも言うべき概念となっている。若年無業者対策の一環として、この概念の導入には大きな意義があったと考えられる。

二〇〇六年四月には「アイ・メンタルスクール」事件が起こった。これは名古屋市内のひきこもり支援施設で、二六歳男性が監禁拘束中に死亡した事件で、関わったスタッフは逮捕され実刑が確定している。また同年、「アイ・メンタルスクール」責任者の姉が運営する「長田寮」（同様のひきこもり支援施設であり、〝拉致監禁〟的な手法は共通していた）も、元塾生から、無断撮影やスタッフの暴力について訴訟を起こされ、翌年敗訴が確定している。これら一連の事件は、ひところマスコミなどでもてはやされた、ひきこもりのタカ派的支援の問題がはっきりと認識された象徴的な事件だった。

二〇一〇年には、厚生労働省から「ひきこもりの評価・支援に関するガイドライン」が発表された。これは、ひきこもりに関わりのある専門家（私もその一員として参加した）の研究班が三年間にわたって調査研究を行った成果をまとめたものであり、以下にpdfファイルがある。http://www.ncgmkohnodai.go.jp/pdf/jidouseishin/22ncgm_hikikomori.pdf

ちなみに本ガイドラインにおけるひきこもりの定義は下記の通り。

「様々な要因の結果として社会的参加（義務教育を含む就学、非常勤職を含む就労、家庭外での交遊など）を回避し、原則的には六カ月以上にわたって概ね家庭にとどまり続けている状態（他者と交わらない形での外出をしていてもよい）を指す現象概念である」。この後に統合失調症との鑑別が重要であるという記述が続くが省略する。私の定義と本質的にはほぼ同じなので、本書でも定義については特に変更はしなかった。

ひきこもり人口についても触れておこう。

二〇一〇年に内閣府が発表した調査研究によれば、日本国内には約六九万六〇〇〇人のひきこもりがいるとされている（内閣府：若者の意識に関する調査（ひきこもりに関する実態調査　http://www8.cao.go.jp/youth/kenkyu/hikikomori/pdf_gaiyo_index.html））。もっとも、ほぼ同時期に報告された厚生労働省の調査では二五・五万世帯だったり、過去何度か行われた調査の結果もまちまちだったりなど、ひきこもりの統計は、信憑性がいまひとつである。これには無理からぬ事情もあって、社会的偏見や受診率の低さなど、その調査の困難さは、数多くの社会的問題の中でもトップクラスである。

そんな中で注目されるのは、二〇一二年度から町田市が実施しているひきこもり調査である。この調査の結果、「回答者自身または、家族がひきこもり状態である」とした市民が五・五%にのぼった（町田市保健所「町田市ひきこもり者支援体制推進事業の取り組み」http://www.fukushihoken.metro.tokyo.jp/minamitama/mt_shoku/forum.files/k-5-2.pdf）。ここから推計されるひきこもり人口は、従来の調査とは比較にならない規模となる。私は本書でも一二〇万人説を提唱しているが、現在は確実にそれを超える水準に到達していると確信している。

続いて、ひきこもりの「診断」について。

先ほどふれた厚労省のガイドラインと同時に公表された調査報告の中で、もっとも注目されたのは、ひきこもりに含まれる「精神疾患」の多さである。一八四人を対象になされた調査の結果、一四九人（八〇・九%）に何らかの精神疾患が確認された。また、そのうちの四八人（三二・三%）に広汎性発達障害や知的障害などの「発達障害」を認めた。

同じ研究班の一員として、この報告の責任の一端は私にもある。それを踏まえた上で言えば、この「発達障害」率の高さは明らかに過剰診断であると私は考える。現在の「発達障害ブーム」を思えば無理からぬところではあるが、この我が国限定の奇妙なブームに専門家までが前のめりである現状は、どうにも理解が難しい。

ひきこもり事例に「発達障害」など存在しない、と言いたいわけではない。むしろ未診断・未治療の発達障害が含まれていることは間違いない。ただ私の考えでは、どう多めに見積もっても、その割合はせいぜい一割ちょっと、という印象だ。

現時点で発達障害に関しては、医師による診断のばらつきが大きい。この診断を広く取る医師が、「対人関係の障害（社会性の障害）・コミュニケーションの障害（言語機能の発達障害）・イマジネーションの障害（こだわり行動と興味の偏り、固執性）」といった自閉症スペクトラム障害の特徴を、多くのひきこもり事例に見て取ることも十分にあり得るからだ。

私は現病歴や心理検査の結果のみならず、生育歴の詳細な聴取や、治療に対する反応を十分に時間をかけて（最低でも三カ月以上）確認することなしに、「成人の発達障害」の診断を下さないようにしている。

また、本人がその診断を受け容れることで少しでも楽になり、未来になんらかの希望が持てるようになることも重要である。成人の発達障害の診断においては、それが単なるレッテル張り以上の意味を持つためにも、その診断が本人にとっていかなる利益をもたらすかを第一に考える必要があるだろう。

最後に、ひきこもりの国際比較についても述べておきたい。

“Hikikomori”という言葉は、二〇一〇年には「ＯＥＤ（オックスフォード英語辞典）」にも掲載され、いまやこの現象が日本発という認識は国際的には定着したようである。ちなみに辞書での記載はごく簡単で、「(日本において) 社会的接触を異常なまでに回避すること。青少年の男子によくみられる」とある。

いまなお日本人の国民性や日本の社会病理と結びつけて論じられがちなこの問題については、私はすでに個人的な結論を出している。

この問題を、青年における「社会的排除」として見るなら、各国の家族文化との関係から、シンプルな説明が十分に可能である。つまり「ひきこもり」とは、「若年ホームレス」などと同様に、青少年が社会から疎外されていく形式の一つなのである。ホームレスとひきこもりを同列に考えるメリットは、その原因を個人的資質や病理にのみ求めるのではなく、社会や家庭の事情によって、本人の意図にかかわらずそうなることを余儀なくされるという側面を指摘できるためである。

どんな社会にも、そこから疎外される青年は一定の割合で存在する。そして、社会から排除された青年たちの居場所は、「家の中」か「路上」のいずれかしかない。

先進諸国中、青年の両親との同居率が七〇%以上の地域は、日本と韓国以外ではイタリアとスペインがある。イタリアではEU諸国中、唯一ひきこもりが社会問題化している。また、スペインにも同様の問題があると当地の研究者から聞いたことがある。

一方、イギリスには二五歳以下のホームレスが二五万人いる（二〇〇六年一一月一四日付BBCニュース　http://news.bbc.co.uk/2/hi/uk_news/6134920.stm）。アメリカに至っては五〇万人から一七〇万人の間と推計されている（"Homelessness Among U.S. Youth" http://www.tapartnership.org/docs/3181-YouthHomelessnessBrief.pdf）。これに対して我が国では、厚労省の調査でも、若年ホームレスは一万人もいないとされている。青年の親との同居率が高い地域では「ひきこもり」が多くなり、同居率が低い地域では「若年ホームレス」が増える傾向がある。この事実から私は、家族主義がひきこもりをもたらす一方で、個人主義がホームレスをもたらすと考えている。

なお、現在ひきこもりに関連して、もっとも深刻な問題と考えられるのが、「ひきこもりの高年齢化」である。

厚労省の研究班の調査で、私は自分の勤務先で治療中のひきこもり事例の統計的な特徴を調べた。その結果、現在の平均年齢が、すでに三二・六歳と、著しい高年齢化傾向を示していた。その原因の一つが、ひきこもり状態の長期化しやすさである。八〇代の両親が、ひきこもっている五〇代の子どもの世話をしている風景も、もはや珍しいものではなくなった。

ここから連想される「親亡き後」の問題については、「実践編」の解説に譲る。もう一つ、社会的に問題となり得るのが「二〇三〇年」問題である。

私の推計では、二〇三〇年頃から、ひきこもりやニートの第一世代が、老齢年金の支給開始年齢である六五歳を迎えはじめる。それまでは親の年金で生き延び、親が年金保険料も負担してくれていたが、ほとんど所得税を納税したことがない高齢者が、おそらくは数万人規模で出現することになる。その時果たして、年金の財源がその負担に耐えられるか。そのとき世論が彼らの存在にどこまで寛容であり得るかも懸念される。現時点で十分に予測可能な問題だけに、政策レベルでの対応が望まれる問題の筆頭格、と言えるだろう。

以上、本書は「理論編」なので、基本的にマクロ視点から、補足的に解説した。治療に関連する補足は「実践編」の方で行う予定である。あわせてお読みいただければ、望外の喜びである。

文庫版の装幀は前回と同様にデザインを井上則人さん、カバーイラストを『なかよし団の冒険』（徳間書店）などで知られる漫画家、西村ツチカさんにお引き受けいただいた。単行本の表紙がちょっと地味すぎたかなと感じていただけに、この変更はかなりうれしい。味わい深いカバーをありがとうございます。

今回の文庫化に際しては、例によって全面的に、筑摩書房の羽田雅美さんのお世話になった。ここに記して感謝いたします。

斎藤　環

本書は二〇〇二年七月、ＰＨＰ研究所より刊行された
『「ひきこもり」救出マニュアル』の前半部である。

ちくま文庫

「ひきこもり」救出《きゅうしゅつ》マニュアル〈理論編《りろんへん》〉

二〇一四年五月十日　第一刷発行

著　者　斎藤環（さいとう・たまき）
発行者　熊沢敏之
発行所　株式会社　筑摩書房
東京都台東区蔵前二―五―三　〒一一一―八七五五
振替〇〇一六〇―八―四一二三
装幀者　安野光雅
印刷所　中央精版印刷株式会社
製本所　中央精版印刷株式会社

乱丁・落丁本の場合は、左記宛にご送付下さい。
送料小社負担でお取り替えいたします。
ご注文・お問い合わせも左記へお願いします。
筑摩書房サービスセンター
埼玉県さいたま市北区櫛引町二―六〇四　〒三三一―八五〇七
電話番号　〇四八―六五一―〇〇五三

ISBN978-4-480-43167-7 C0136